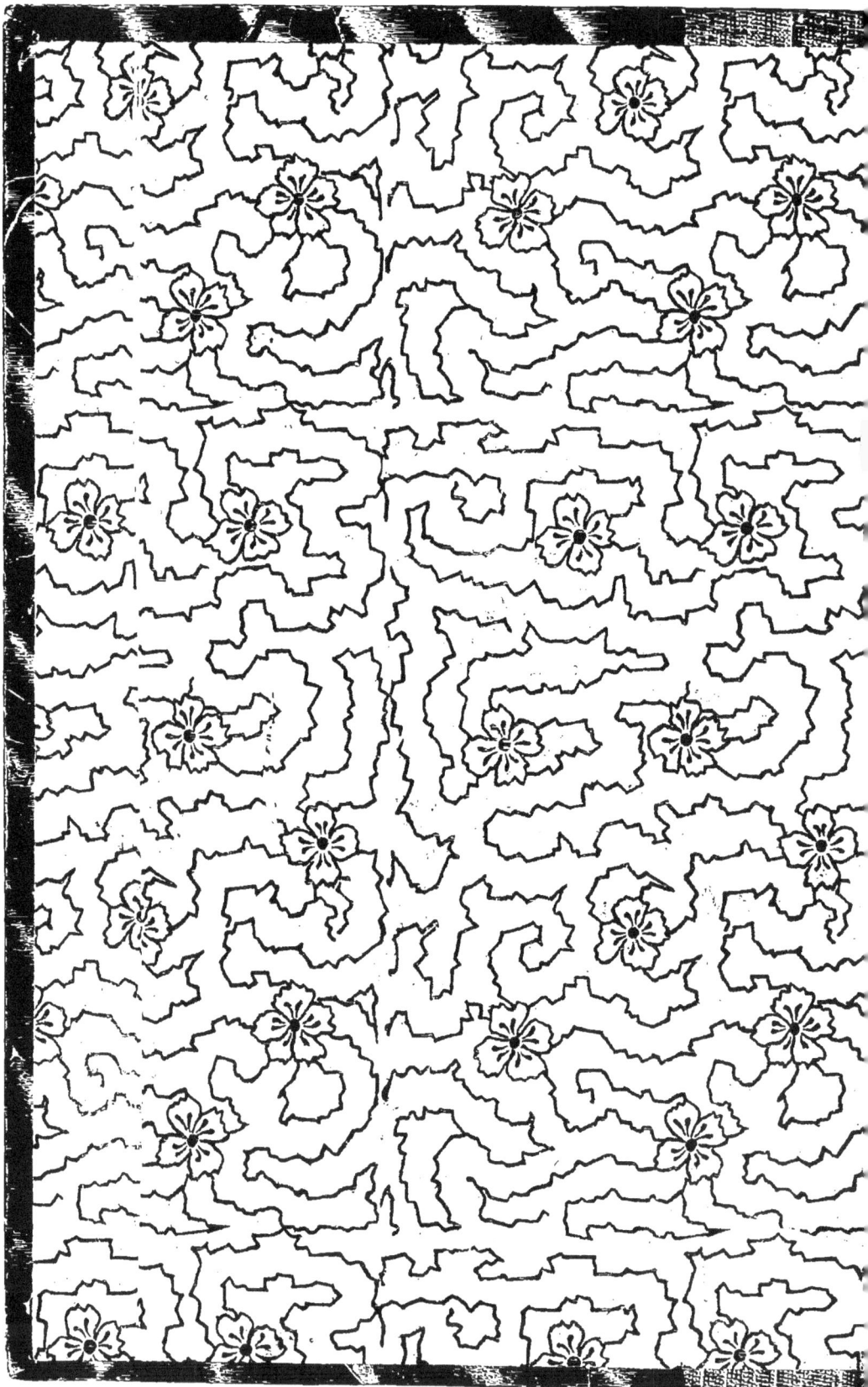

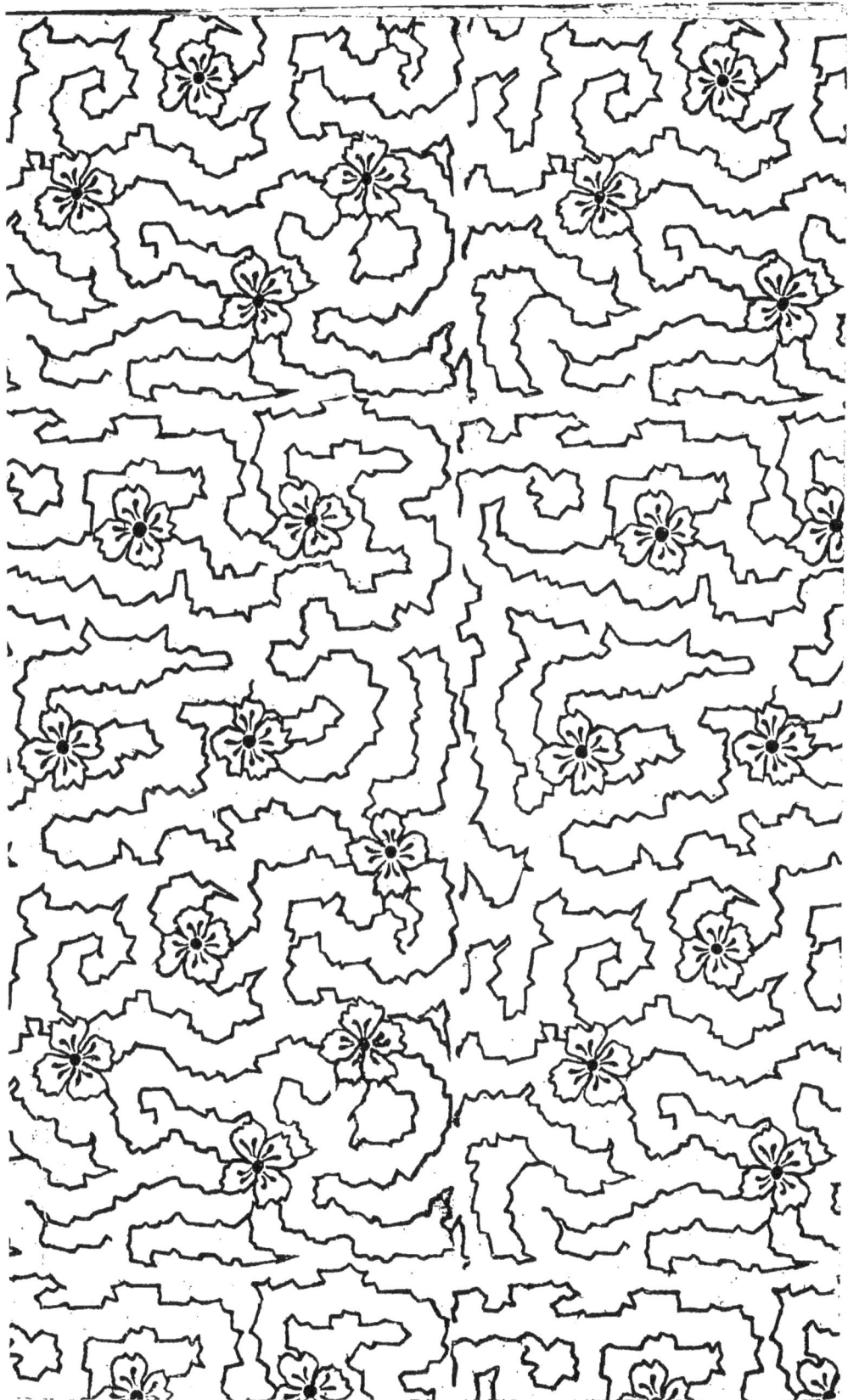

L'ENFANT

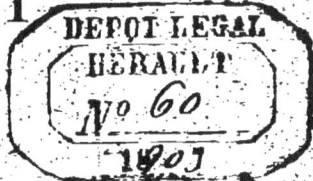

L'ALLAITEMENT

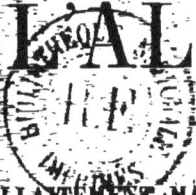

ALLAITEMENT MATERNEL — LES NOURRICES — LE SEVRAGE

ALLAITEMENT ARTIFICIEL — LE LAIT

LAIT CRU, LAIT BOUILLI, LAIT STÉRILISÉ — LES BIBERONS

ALIMENTS DE SEVRAGE

PAR LE

DOCTEUR GERBAUD

PROFESSEUR AGRÉGÉ D'ACCOUCHEMENTS

DIRECTEUR DU SERVICE D'HYGIÈNE DE LA VILLE DE MONTPELLIER

MÉDECIN-INSPECTEUR DES ENFANTS DU 1er AGE

PREMIÈRE ÉDITION

sera remis gratuitement aux mères de
xquelles il est destiné, au moment de la naissance
nt.

L'ENFANT

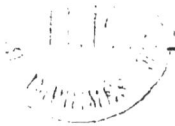

L'ALLAITEMENT

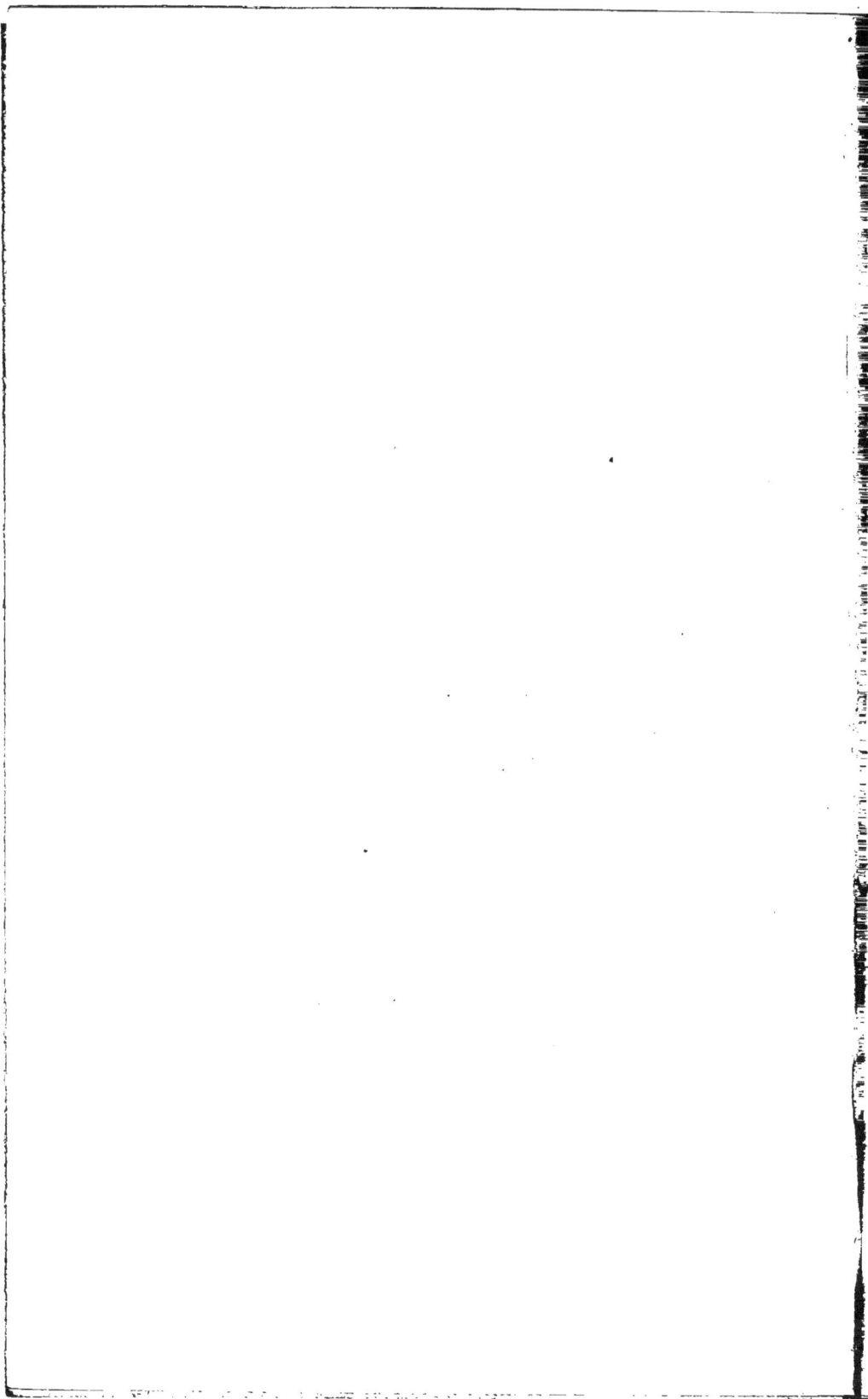

L'ENFANT

L'ALLAITEMENT

ALLAITEMENT MATERNEL — LES NOURRICES — LE SEVRAGE

ALLAITEMENT ARTIFICIEL — LE LAIT

LAIT CRU, LAIT BOUILLI, LAIT STÉRILISÉ — LES BIBERONS

ALIMENTS DE SEVRAGE

PAR LE

Docteur GERBAUD

PROFESSEUR AGRÉGÉ D'ACCOUCHEMENTS

DIRECTEUR DU SERVICE D'HYGIÈNE DE LA VILLE DE MONTPELLIER

MÉDECIN-INSPECTEUR DES ENFANTS DU 1ᵉʳ AGE

PREMIÈRE ÉDITION

MONTPELLIER

IMPRIMERIE SERRE ET ROUMÉGOUS, RUE VIEILLE-INTENDANCE, 5

—

1902

Tirage justifié

3000 Exemplaires

TABLE DES MATIÈRES

INTRODUCTION.. IX

I. — Allaitement maternel............................   1
  Avantages de l'allaitement maternel..................   1
  Signes auxquels on reconnaît que la mère pourra nourrir   2
  Soins à prendre quand on veut nourrir...............   5
  Moyens de prévenir les gerçures, les crevasses, etc...   6

  La première tétée.....................................   7
  La montée du lait.....................................   7
  La fièvre de lait n'existe pas...   8
  Il est inutile de faire boire l'enfant à sa naissance......   9
  Montée de lait retardée..........................   11
  Les premières tétées sont difficiles et pénibles.........   12
  Le filet de la langue n'est pour rien dans les difficultés
    de l'allaitement......................   13
  Causes réelles des difficultés de l'allaitement..........   14

  Réglementation des tétées...   14
  Doit-on réveiller l'enfant pour l'allaiter?   15
  Il faut donner les deux seins alternativement..........   15
  Quantité de lait prise à chaque tétée.   16
  Signes de la tétée suffisante. Durée de la tétée........   17
  Signes d'une tétée insuffisante....   18
  Lait abondant, mais peu nourrissant.................   19
  Emploi des garde-lait   19

  Signes généraux d'un bon allaitement.................   20
  Aspect des selles de l'enfant bien nourri..............   20
  Accroissement normal du nourrisson.................   22

  Régime alimentaire de la femme qui allaite...........   24
  Action des médicaments sur la lactation........... ...   25
  Du genre de vie qui convient à la femme qui allaite....   26

Des soins de propreté   27
De la menstruation de la grossesse pendant l'allaitement.   27
Influence des maladies intercurrentes   29

Durée de l'allaitement. Sevrage....................   30
Avantages du sevrage graduel   31
Des moyens employés pour faire passer le lait.........   32
Cas dans lesquels on doit défendre ou suspendre l'allai-
tement...........   33

II. — Allaitement par une nourrice..............   36
Un mal nécessaire...............................   36

§ 1. *Nourrice sur lieu*...............................   38
Choix de la nourrice..   38
Au bureau de placement................... ·.........   39
Quelques trucs de nourrice utiles à connaître   40
Conditions physiques que doit remplir une nourrice....   41
Blondes ou brunes?   42
Examen médical de la nourrice. Son importance   42
Direction de l'allaitement..........................   44
Régime de la nourrice.............................   45
Du changement de nourrice.........................   45

§ 2. *Nourrice au dehors*   46
Dangers inhérents à ce système.....   46
La loi Roussel................................   46

III. — Allaitement mixte   49
Indications de ce genre d'allaitement..............   49

IV. — Allaitement artificiel.........................   51
Avantages de l'allaitement artificiel...................   51
Nécessité de l'emploi exclusif du lait.................   53
Composition physique et chimique du lait.............   54
Qualités des différents laits.........................   56

Falsifications du lait   58
Lait de la même vache..   59
Moyens de reconnaître un bon lait   60
Comment on doit employer le lait...................   61

§ 1. *Lait cru*   61

Microbes contenus dans le lait cru........   62
La tuberculinisation des vaches   62
Autres germes contenus dans le lait cru   63

§ 2. *Lait bouilli*.....   64

§ 3. *Lait stérilisé*.....   65
Qu'est-ce que la stérilisation...   65
Procédés de stérilisation...   65
Stérilisation relative ou incomplète. Appareils de ménage   66
Difficultés de la stérilisation à domicile.......   66
Description et usage des appareils de ménage   68
Stérilisation incomplète. Manière de procéder..........   68

Stérilisation complète ou stérilisation industrielle   69
Autoclave..................................   70
Conditions requises pour la stérilisation parfaite.......   71
Valeur nutritive du lait stérilisé......................   71
Supériorité du lait récemment stérilisé   72
Aspect des flacons de lait stérilisé   73

Administration du lait stérilisé....   73
A quelle température doit-on donner le lait?..........   74
La timbale, le verre, la cuiller......................   74
Les biberons.   75
Réglementation des repas. Rations............... . ..   76
Durée de l'allaitement artificiel......................   77

V. — Aliments de sevrage   78
Aliments à base de lait.......   78
Aliments à base de lait préparés avec des œufs........   78
Aliments à base de farine...............   79

Conclusions   81

MADAME,

Permettez-moi de vous adresser ce petit livre qui, je l'espère, vous sera d'une grande utilité pour élever avec succès l'enfant que vous venez de mettre au monde.

Je sais bien que vous avez pour ce petit être couché près de vous, dans son berceau, la plus grande tendresse et la plus ardente sollicitude. Toutes les mères ont dans le cœur des trésors d'affection.

Mais l'affection maternelle ne tient pas lieu d'expérience, et si vous voulez voir grandir et prospérer votre enfant, vous devez suivre scrupuleusement certaines règles. Les plus importantes sont incontestablement celles qui concernent l'allaitement.

Les pages qui vont suivre sont un résumé fidèle de tout ce que des maîtres tels que Budin, Pinard, Ribemont, Marfan, Comby et leurs élèves ont écrit le plus récemment sur la matière. J'y ai ajouté quelques préceptes personnels qui m'ont été suggérés au cours de ma carrière déjà longue dans l'enseignement et la clientèle. J'ai démoli en passant quelques préjugés particuliers à notre région et j'ai cherché surtout à bien préciser les règles et à comparer les divers systèmes d'alimentation proposés pour les jeunes enfants.

L'allaitement maternel est supérieur à l'allaitement mercenaire et à l'allaitement au biberon, aussi ai-je donné à ce chapitre un développement considérable. Il y a bien peu de femmes, à mon avis, incapables de donner le sein tout au moins pendant quelques mois. S'il le faut, à un moment donné, on recourra à l'allaitement mixte, plus tard à l'allaitement artificiel.

La nourrice, la *remplaçante*, ne doit être qu'un pis aller ; vous la prendrez chez vous quand il sera bien avéré que vous ne pouvez pas nourrir dès la naissance de l'enfant. La nourrice qui encombre les promenades publiques de sa lourde personne enrubannée devrait disparaître d'un pays comme le nôtre qui semble voué au dépeuplement.

En ce temps de ligues pour toutes les revendications, je verrais avec joie éclore la Ligue des mères-nourrices. Si la mode pouvait s'en mêler, la partie serait gagnée d'avance. Du moment qu'il serait chic de nourrir, pas une mère ne songerait à se soustraire au plus saint des devoirs.

J'espère donc, Madame, que vous donnerez le bon exemple en nourrissant vous-même votre bébé. Si vos forces vous trahissent en route, si, après trois ou quatre mois, votre lait devient insuffisant, vous aurez recours non aux bouillies qui tuent, mais au lait stérilisé.

La découverte du lait stérilisé est un grand bienfait. Il est démontré aujourd'hui que la mortalité des nourrissons élevés par cette nouvelle méthode a considérablement diminué. Malheureusement, le lait stérilisé est encore mal connu, surtout dans notre région, et tandis qu'à Paris et ailleurs on distribue gratuitement ce précieux aliment aux enfants indigents (1), on voit, à Montpellier, des personnes aisées continuer à empoisonner leurs enfants avec du lait cru ou mal bouilli de provenance incertaine.

La formule pour élever votre enfant tient dans le précepte suivant : L'allaiter au sein le plus longtemps possible, le nourrir à l'aide du lait stérilisé jusqu'à 2 ans.

Puisque nous ne faisons plus d'enfants en France, nous devrions, plus que dans tout autre pays, nous appliquer à en tuer le moins possible. Pour cela, il faut faire l'éducation des mères de famille. Il faut, dès l'école, donner à la jeune fille, à la future

---

(1) A Montpellier néanmoins, un pas a été fait dans la voie du progrès. Depuis trois ans, la Municipalité fait distribuer dans les crèches de la ville du lait stérilisé, pendant l'été. Il serait à souhaiter que la distribution se fît pendant toute l'année.

mère, des notions d'hygiène infantile. Il faut l'envoyer dans les crèches publiques pour soigner les tout petits. Cette idée, qui appartient au D⁻ Napias, je la soumis un jour à un homme public s'occupant d'œuvres scolaires: je le fis bondir d'indignation. Quoi de plus simple cependant, quand on veut donner un enseignement quelconque que de le rendre pratique. Je n'enverrais aux crèches que les jeunes filles bien sages à l'école: ce serait pour elles une récompense, et toutes voudraient l'obtenir.

En écrivant ce petit livre, le premier d'une série d'ouvrages exclusivement consacrés à l'hygiène de la première enfance, en le plaçant gratuitement au chevet des accouchées, j'ai eu l'intention de faire cette éducation spéciale de la mère, j'ai voulu la soustraire à tous les préjugés, à toutes les pratiques désastreuses qui entourent malheureusement tant de berceaux, j'ai pensé contribuer ainsi à l'œuvre de préservation sociale qui s'impose aujourd'hui à tous les Français.

1ᵉʳ septembre 1902.

L'ALLAITEMENT

I

ALLAITEMENT MATERNEL

Avantages de l'allaitement maternel. — Une véritable mère doit nourrir son enfant. Ce devoir résulte des conditions mêmes dans lesquelles l'enfant arrive à l'existence. Semblable aux petits des animaux, plus chétif encore, moins bien guidé par l'instinct, il naît incomplet pour ainsi dire et doit, pour vivre, rester en contact avec sa mère, vivre de sa substance pendant quelque temps avant de pouvoir en être séparé sans danger. L'allaitement pour l'enfant est la condition nécessaire de son développement physique, comme il est pour la mère le complément nécessaire de la grossesse. En effet, la faculté d'allaiter se développe sitôt après l'accouchement et il est nettement prouvé aujourd'hui que la mise au sein de l'enfant a un retentissement marqué sur le rétablissement de la mère. Il est démontré que chez les femmes qui allaitent, la matrice revient plus rapidement à sa situation normale, que les écoulements cessent plus tôt et que les hémorragies sont moins fréquentes ; il est démontré aussi que les maladies de la matrice, si fréquentes aujourd'hui, se rencontrent surtout chez des femmes qui n'ont pas pu ou n'ont pas voulu nourrir.

On ne saurait donc trop encourager l'allaitement maternel. Il est non seulement moral, il est hygiénique ; aucune mère ne devrait s'y soustraire, ne serait-ce que dans l'intérêt de sa propre santé.

Nourrir son enfant, pendant la grossesse, de son propre sang, c'est bien, mais cela n'a rien d'héroïque puisqu'il est impossible de faire autrement ; c'est une charge à supporter. Le nourrir de son lait et lui prodiguer des soins affectueux, c'est mieux : ici la volonté intervient et la mère remplit un devoir dont elle sera d'ailleurs largement récompensée par les premiers sourires de son enfant.

Donc toute femme qui est en bonne santé, et qui a du lait, doit nourrir son enfant.

Signes auxquels on reconnaît que la mère pourra nourrir. — Mais pourrai-je nourrir ? C'est là une question souvent posée au médecin et que l'on ne peut guère résoudre d'emblée. Cependant il existe quelques signes qui permettront d'établir le plus souvent le pronostic demandé avec une probabilité suffisante.

Et tout d'abord, il convient d'examiner la mamelle avec soin. Le volume importe peu ; il est le plus souvent en rapport direct avec l'embonpoint général ; les nourrices aux seins débordants ne sont pas toujours les meilleures, il en est même de fort médiocres. Ce qu'il faut rechercher, c'est le développement de la glande mammaire. Pour cela, il faut palper le sein, le comprimer entre les doigts, le malaxer légèrement; on aura alors, si la glande est développée, la perception d'une quantité de tubes noueux s'étalant sous la peau et s'irradiant du mamelon à la périphérie; l'existence de ces nodosités, vers la fin de la grossesse, est déjà un signe favorable.

Le mamelon a plus d'importance encore: il faut qu'il soit bien conformé, c'est-à-dire saillant et d'un volume convenable; quelquefois, surtout au cours d'une première grossesse, la saillie est peu prononcée, mais on peut la provoquer en excitant le mamelon, en le pressant entre les doigts, en le tiraillant, etc.; mais, même dans les cas rares où la saillie du mamelon ne peut être obtenue, il ne faut pas désespérer: après l'accouchement, à l'aide d'un bout de sein artificiel, on arrivera probablement à provoquer la turgescence de cet organe, et l'enfant, s'il est robuste surtout, pourra vaincre la difficulté. Enfin les futures bonnes nourrices ont généralement le sein parcouru à la surface par des veines nombreuses et bien dessinées, et l'aréole est parsemée de nombreuses saillies.

Il faut tenir également le plus grand compte de l'écoulement qui se produit par le mamelon, au cours de la grossesse, surtout dans les derniers temps, écoulement que l'on peut provoquer d'ailleurs par un pincement à la base de cet organe. Il sort alors du sein un liquide incolore quelquefois strié de filaments jaunâtres; ce liquide, appelé *colostrum*, est un peu visqueux et empèse la chemise de la femme.

Quelques médecins ont tiré de la plus ou moins grande abondance du colostrum et de sa composition, des déductions au sujet de l'allaitement futur. Ici encore on ne saurait être affirmatif. Ainsi certaines femmes, qui ont un écoulement de colostrum très abondant pendant la grossesse, ont peu de lait après l'accouchement, ou bien, si le lait est abondant, il est souvent pauvre en éléments nutritifs. D'autres femmes qui ont peu ou n'ont pas eu d'écoulement de ce genre peuvent néanmoins nourrir avec succès. Il y a donc bien des incertitudes. D'après mon expérience, je crois néanmoins qu'une femme présentant un écoulement de colostrum spontané ou provoqué, offre certaines garanties, mais à condition que le colostrum aura été dans les derniers temps de la grossesse assez abondant, strié de flocons blanchâtres, mais surtout très visqueux et sucré. Dans ce dernier cas, il est bien rare de ne pas avoir affaire à une bonne nourrice.

Il est donc possible jusqu'à un certain point de savoir si la jeune mère sera ou ne sera pas apte à nourrir, en tenant compte des faits précédents; mais quand la femme a déjà nourri une première fois avec succès, on peut presque affirmer qu'il en sera de même après la grossesse actuelle.

Enfin, chose curieuse à première vue, mais qui s'explique assez bien par les lois qui régissent la transformation générale des espèces, on a remarqué que les filles de mères qui ont allaité ont généralement les mamelles mieux développées et sont plus aptes à nourrir. On observe des familles où cette aptitude très développée se transmet de génération en génération. Par contre, il y a des familles dans lesquelles aucune femme ne devient apte à nourrir; et comme les fonctions de la mamelle sont intimement unies à celles des organes de la génération, la stérilité des mamelles précède de peu

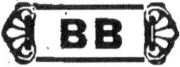

de temps la stérilité sexuelle et la disparition de la race. Ainsi peut s'expliquer par la coutume de ne pas nourrir leurs rejetons, la disparition des grandes familles qui ont laissé leur trace dans l'histoire. La nature se venge tôt ou tard de nos dédains.

Soins à prendre quand on doit nourrir. — Mais si vous voulez nourrir votre enfant, il convient encore de prendre certains soins, et cela même pendant le cours de la grossesse. Il faut d'abord que la mamelle soit libre de se développer à l'aise ; le corset pour cela doit être lâche et très bas afin de ne pas comprimer le mamelon.

Les mamelons ombiliqués, les *bouts rentrés* comme on les appelle couramment, sont le plus souvent dus au corset dont les goussets sont trop étroits ou trop rigides; dès la puberté, une mère attentive devrait veiller à cela; pendant la grossesse, le mamelon doit toujours être libre. Dans les cas où le mamelon est insuffisant, il est bon de le recouvrir d'un bout de sein large dans lequel il pourra s'épanouir à l'aise. Pour le développer, on peut encore, mais seulement vers la fin de la grossesse et il faut agir avec modération, on peut, dis-je, exercer sur le mamelon des tractions, des malaxations à l'aide des doigts ; il ne faut jamais appliquer des ventouses, mais on peut exercer quelques succions à l'aide d'une téterelle ou même d'une simple pipe en terre. Ces succions peuvent encore être faites directement par une personne de bonne volonté. On trouve dans certaines régions des femmes qui exercent ce métier, mais je vous conseille de ne pas prendre pour cela la première personne venue; il y a des bouches dangereuses souvent, et en tous cas presque toujours malpropres, parmi ces profession-nelles.

2

Les succions ne devront jamais être trop prolongées ni trop vives. quel que soit le moyen employé ; elles pourraient, dans ce cas, déterminer un accouchement prématuré ; si des douleurs se manifestaient, il faudrait même s'abstenir complètement.

Moyens de prévenir les gerçures, les crevasses. — Enfin, dans le but d'éviter autant que possible les gerçures, les crevasses, qui se produisent trop souvent au début de l'allaitement et qui l'entravent jusqu'à le rendre impossible. il faut faire subir au mamelon une sorte de préparation pour le raffermir, le durcir, augmenter sa résistance.

Couramment, on emploie des liniments à base d'alcool, comme la teinture de benjoin, d'arnica, le rhum, etc. Ce sont là d'excellents moyens, mais il faut les employer judicieusement. Souvent, même chez les femmes les plus soigneuses de leur personne. le mamelon se recouvre pendant la grossesse d'une sorte de croûte noirâtre qui empêche les liniments d'agir. Il faut. avant tout, faire tomber cette à l'aide de lotions tièdes. de l'eau boriquée pa. e ; c'est lorsque le mamelon sera débarrassé de cet enduit que vous emploierez les liquides alcooliques. et si la croûte se reforme. vous reprendrez aussitôt les lotions tièdes. Une seule opération par jour suffit amplement. C'est une toilette spéciale du mamelon que vous ferez au moment de vos ablutions quotidiennes. Ces petits soins ont une grande importance et ne doivent pas être négligés quand on a l'intention de nourrir. Il convient d'y recourir à partir du dernier trimestre de la grossesse.

La première tétée. — L'accouchement est survenu, quand doit-on mettre l'enfant au sein ?

Il n'y a pas de règles précises à cet égard et l'on doit toujours se conformer à l'avis de la sage-femme ou du médecin. Généralement on peut mettre l'enfant au sein 24 heures après l'accouchement. On pourrait l'y mettre plus tôt, mais il faut tenir compte de la fatigue de l'accouchée, et de ce fait surtout, qu'il convient d'attendre que la montée du lait commence à se manifester.

Chacun sait, en effet, que ce phénomène si particulier ne se produit qu'après l'accouchement, mais dans un laps de temps plus ou moins grand, selon les individus.

La montée du lait. — Voici ce qui arrive le plus fréquemment : au bout de deux jours à deux jours et demi après l'accouchement (la sécrétion laiteuse se produit plus rapidement chez les femmes qui ont déjà allaité une première fois), les seins, qui jusqu'alors n'avaient subi d'autres modifications que . ue j'ai indiquées plus haut, deviennent plus v , .; ux, plus durs et douloureux à la pression. La surface du sein est tendue et le mamelon tend à s'aplatir ou tout au moins à devenir moins saillant. C'est justement pour cette raison et à cause aussi des douleurs produites par la surdistension que je fais mettre l'enfant au sein 24 heures après l'accouchement au plus tard. A ce moment, la montée du lait se dessine à peine, le sein est encore flasque et le mamelon préhensible, tout est disposé pour que l'enfant puisse apprendre à téter.

Il ne faut pas croire, en effet, que les choses se passent toujours facilement. Certains enfants, même robustes, ne savent pas téter : il faut avoir la patience de leur introduire dans la bouche le mamelon, d'attendre les premiers efforts de succion, etc. C'est là souvent un apprentissage difficile et qui exige surtout une bonne dose de patience chez la mère et dans l'entourage. Il ne faut donc pas laisser s'accroître les difficultés en attendant la montée du lait. Je le répète, il faut mettre l'enfant au sein le plus tôt possible, tout au moins le jour suivant la naissance.

L'enfant ne fera d'ailleurs pas seulement son éducation, il trouvera encore dans le sein de sa mère, à défaut de lait vrai, ce liquide, le *colostrum*, dont j'ai parlé plus haut et qui devient de plus en plus abondant après les couches. Le colostrum a des vertus particulières; c'est un aliment médiocre il est vrai, mais c'est un excellent et utile purgatif pour l'enfant qui, grâce à son action, se débarrasse plus rapidement des matières contenues dans son intestin. Je reviendrai sur ce point plus loin.

La fièvre de lait n'existe pas. — La montée du lait est accompagnée souvent de malaises plus ou moins marqués: certaines femmes ont des maux de tête, des poussées de chaleur, des sueurs plus ou moins abondantes. Mais généralement on n'observe pas de fièvre à proprement parler. Il est rare que la température augmente d'une façon notable. J'étonnerai certainement beaucoup de personnes en affirmant que, pour les médecins, la *fièvre de lait* n'existe pas ou si vous le voulez *n'existe plus*. Autrefois, en effet, avant l'antisepsie, avant les mesures de propreté que l'on prend généralement partout aujourd'hui, il se produisait une vraie fièvre due à des infections plus ou moins graves des organes génitaux, lesquelles coïncidaient avec la montée du lait. Grâce à l'antisepsie, on n'observe plus rien de ce genre aujourd'hui. Néanmoins quelques femmes ont des poussées réellement fébriles à ce moment-là : cela arrive généralement lorsque le débit du lait est moindre que sa production; cela se passe ainsi chez les mères qui se refusent à nourrir ou chez celles dont l'enfant peu vigoureux ou malhabile ne parvient pas à vider le sein au fur et à mesure de la production du lait. Ce dernier fait démontre encore l'utilité de mettre l'enfant au sein de bonne heure, avant la montée du lait.

Il est inutile et même mauvais de faire boire l'enfant après la naissance. — Un autre avantage pour l'enfant, et non des moindres, c'est qu'en le mettant prématurément au sein, il échappera plus sûrement au traitement barbare, contre lequel je ne saurais trop m'élever, qui consiste à le bourrer, dès sa naissance, de liquides aussi variés que nuisibles.

Le nouveau-né n'a pas besoin de boire, voilà la vérité; mais malgré cette énergique conviction, combien de fois n'ai-je pas dû céder devant les objurgations des grand'mères, des tantes et des cousines de l'accouchée. Comment ! ne pas laisser boire ce chérubin qui crie la faim ? et tout le monde se met en campagne, on apporte de l'eau sucrée, du tilleul aromatisé d'oranger et surtout, dans le Midi..., du café noir bien sucré, de ce bon café noir si spécial à nos régions où le pois chiche lutte victorieusement contre les produits de l'Arabie, et toute la famille assemblée reste émerveillée devant ce spectacle: Bébé buvant sa première cuillerée de café ! Le plus souvent Bébé, qui n'est pas bête, fait semblant de boire et rejette le bon café sur ses premiers vêtements; mais lorsqu'il a bu par hasard, il ne tarde pas à expier durement sa gourmandise et la sollicitude ignorante de ses ancêtres. Bébé ne peut digérer son café noir et, une demi-heure après, il commence à pousser des cris qui ne cessent que lorsqu'il a vomi à plusieurs reprises. Tel est l'ordinaire résultat de cette pratique contre laquelle s'élèvent tous les accoucheurs modernes. Le public n'y voit pas grand mal, et lorsque l'enfant a vomi, la famille tout entière exulte en voyant comme Bébé a bien rendu ses glaires.

Un autre inconvénient de ce régime, c'est que l'enfant gorgé de liquide n'a plus l'instinct de téter. Il prend facilement l'habitude de recevoir du liquide dans sa bouche sans faire le moindre effort, et pour peu que l'allaitement soit retardé pour une cause ou une autre, mettre l'enfant au sein de sa mère ou d'une nourrice devient d'une difficulté inouïe.

Cependant, lorsque l'allaitement doit être différé pendant quelque temps, il faut faire boire l'enfant. Le mieux alors est de lui administrer un peu d'eautiè de additionnée de miel. Ce liquide remplace le colostrum et purge légèrement l'enfant. Ensuite on pourra, en attendant la nourrice, lui donner de l'eau bouillie additionnée d'une faible quantité de lait d'ânesse ou de lait de vache stérilisé.

Ces liquides doivent être administrés à l'aide d'un biberon, afin de ne pas faire perdre au nourrisson l'instinct de la succion.

Je résume :

1° *Après la naissance, ne faire boire l'enfant que dans les cas exceptionnels où l'on ne peut le mettre au sein à temps voulu.*

2° *Le mettre au sein 24 heures au plus tard après l'accouchement (avant la montée du lait).*

3° *Ne rien lui faire boire dans l'intervalle des tétées.*

Il est rare d'éprouver des mécomptes en suivant ces règles aussi simples que logiques.

Montée de lait retardée. — Assez fréquemment, la montée du lait se trouve retardée et ce fait provoque tou-jours beaucoup d'émoi autour de l'accouchée. C'est à tort: le retard dans la montée du lait n'amène générale-ment aucune complication. J'ai vu des femmes rester trois, quatre et même cinq jours à attendre la montée du lait, elles n'en étaient pas moins bonnes nourrices après. Cependant, quand le phénomène ne se produit que tardivement, après le cinquième jour surtout, on observe que la fluxion mammaire est très atténuée et l'on peut conclure alors que la jeune mère ne fera qu'une nourrice médiocre ; le pronostic ne tarde d'ailleurs pas à se réaliser dès la fin du premier mois généralement; le lait disparaît comme il est venu, c'est-à-dire petit à petit, et au bout de quelques jours la sécrétion est pour ainsi dire complètement tarie.

C'est ce qui arrive quelquefois chez les jeunes femmes après une première grossesse. Elles ne peuvent nourrir, malgré la plus insigne bonne volonté, faute de lait. Ce n'est là que partie remise, car ces mêmes femmes sont parfaitement aptes à nourrir, lors d'une deuxième grossesse. Il ne faut donc jamais décréter d'avance que telle personne ne pourra nourrir parce qu'elle n'a pas eu de lait une première fois. J'ai vu le contraire se réa-liser tant de fois que, dans ma clientèle, j'insiste tou-jours pour que la mère entreprenne d'allaiter, sans me préoccuper de ce qui a pu se passer antérieurement, et j'ai vu nombre de mamans avoir enfin la satisfaction de nourrir leur poupon, alors qu'elles se croyaient, à cause d'un premier échec, absolument incapables de le faire. Il ne faut donc pas trancher cette question de haut, mais faire un essai loyal de ses aptitudes avant de condamner l'enfant à la nourrice ou au biberon.

Les premières tétées sont difficiles et pénibles. — Les premières tétées ne se font pas sans difficulté pour l'enfant et sont souvent douloureuses pour la mère. Celle-ci doit s'armer de patience et de résignation. L'épreuve ne sera pas longue d'ailleurs, surtout si l'on a pris, pour les mamelons, les soins que j'ai indiqués plus haut.

Pendant les premiers jours, la femme éprouve des tiraillements douloureux dans tout le sein ; les matrones disent que les *fibres se rompent ;* il n'y a ni fibres ni ruptures dans tout ceci, mais l'expression rend bien ce que la femme éprouve pendant les premières succions de l'enfant ; le mamelon aussi est plus ou moins endolori, même en l'absence de toute lésion, mais toutes ces douleurs ne tardent pas à se calmer, surtout lorsque l'enfant se met à téter franchement.

Les premières tétées, je le répète, sont souvent difficiles. L'enfant malhabile ne peut saisir le mamelon, se décide lentement à opérer des succions, lâche le sein, le reprend, semble ne plus en vouloir et alors jette des cris épouvantables. Il y a souvent des luttes émouvantes entre le bébé récalcitrant et la pauvre maman si désireuse de le satisfaire. C'est une affaire de quelques jours. Quand les difficultés s'éternisent, il faut en rechercher les causes ; le plus souvent c'est le mamelon qui est trop court. Il faut avoir soin de le tirailler, de l'allonger, de l'introduire dans la bouche de l'enfant ; si cela ne suffit pas, on pourra, pour l'allonger, se servir d'une téterelle en caoutchouc montée sur une plaque de verre ; l'enfant tette plus facilement à cet instrument et ses efforts allongent le mamelon. Il est bon aussi d'éveiller l'instinct du nourrisson, en lui effleurant à plusieurs reprises la bouche avec le mamelon, en faisant tomber sur les petites lèvres une ou deux gouttes de lait. Ces excitations déterminent souvent aussi l'allongement et la turgescence du mamelon et provoquent le *trait*, c'est-à-dire un afflux marqué de la sécrétion laiteuse.

Le filet de la langue n'est pour rien dans les difficultés de l'allaitement. — On n'est que trop porté, dans le public, à attribuer les difficultés de l'allaitement à une mauvaise conformation de l'enfant et notamment au raccourcissement du filet de la langue. Cela peut être, mais heureusement le fait est des plus rares et je m'empresse de m'expliquer à ce sujet.

D'abord tous les enfants ont un filet sous la langue, c'est le frein de la langue qui n'empêche en rien les mouvements de succion de cet organe. Il est placé *sous la langue* et on le voit très bien lorsque l'enfant dirige la pointe de la langue vers le palais.

Il est donc difficile de s'expliquer l'expression de *surlangue* par laquelle on désigne cet organe qui est plus ou moins marqué suivant les sujets.

Mais si tous les enfants, absolument tous, ont un filet, un *surlangue* si vous le voulez, rares sont ceux chez lesquels un filet trop court peut gêner les mouvements de la langue. Pour ma part, sur 2000 nouveau-nés environ qui sont passés par mes mains, je n'en ai observé que deux chez lesquels la brièveté du frein empêchait l'allaitement. J'ai dû intervenir et faire la section.

Les histoires de filet, de surlangue, etc., doivent donc être rangées parmi les légendes d'il y a 50 ans; c'est démodé parce que cela ne répond à aucun fait réel.

Causes réelles des difficultés de l'allaitement. — Il faut donc chercher ailleurs la cause des difficultés que l'on éprouve. C'est généralement du côté de la mère qu'elles existent, mais quelquefois elles résultent de circonstances autres dont il faut tenir compte. Ainsi l'enfant ne tette pas parce qu'il est gorgé de liquide, parce qu'il a bu à la cuiller ou au biberon pendant quelques jours. Il faut le sevrer de tout liquide et refaire son éducation. Cela demande du temps et surtout beaucoup de patience. Enfin, dans quelques cas, heureusement fort rares, l'enfant ne peut absolument pas téter à cause de certaines malformations. Ces cas doivent être soumis au plus tôt au médecin, qui seul pourra vous indiquer la conduite à tenir en attendant qu'il intervienne par une opération rendue absolument nécessaire.

Réglementation des tétées. — Combien de fois faut-il faire téter l'enfant ? C'est là une question d'une importance capitale.

Pendant les premiers jours, il est souvent difficile de régler le nouveau-né : on le met au sein dès qu'il pleure, d'une façon irrégulière. Il faut cependant s'efforcer d'établir une règle dont on ne devra plus se départir.

Il faut s'efforcer de régulariser les tétées, de les espacer de *deux en deux heures* autant que possible. En effet, l'estomac de l'enfant met un certain temps à se vider, et il ne faut pas, sous prétexte de bien nourrir le bébé, lui donner des indigestions en accumulant du lait nouveau sur du lait en voie de digestion.

Tout récemment encore, j'ai eu à constater ce fait d'un enfant victime du zèle maternel. Il criait et vomissait tout ce qu'il prenait. Sa mère s'empressait de calmer ses cris en lui donnant le sein et la scène ne tardait pas à se reproduire. Une réglementation sévère de l'allaitement eût bien vite raison de ces malaises qui semblaient si menaçants.

Chez le nouveau-né la digestion dure près deux heures; plus tard, elle est de trois heures environ. Il faut donc suivre les indications de la nature, espacer les tétées d'abord de *deux en deux heures* et, après quelques mois, porter l'intervalle des tétées à *trois heures*, à moins que l'enfant ne réclame impérieusement le sein. Mais, dans aucun cas, il ne faut rapprocher les tétées au-dessous de deux heures. Telle est la règle pour la journée. Pendant la nuit, il faut habituer l'enfant à ne prendre le sein que toutes les trois ou même toutes les quatre heures. On arrivera facilement à ce résultat.

Doit-on réveiller l'enfant pour l'allaiter. — S'il est des enfants qui réclament souvent le sein, il en est d'autres que l'on est obligé de réveiller pour les faire boire. Les enfants chétifs sont dans ce cas. Néanmoins, il ne faut les réveiller qu'au bout de trois ou quatre heures et avoir le soin de les maintenir éveillés assez longtemps pour qu'ils aient le temps de faire un repas copieux. La conduite à suivre est difficile et le mieux est de recourir aux conseils de son médecin.

Il faut donner les deux seins alternativement. — Il ne faut pas donner deux fois de suite le même sein à l'enfant. A chaque tétée on changera. La fonction faisant l'organe, on ne tarderait pas à voir le sein vidé le plus souvent prendre un développement très marqué, tandis que le sein délaissé diminuerait bientôt de volume. C'est ce qui arrive d'ailleurs, lorsqu'à la suite d'abcès, la mère ne peut nourrir que d'un seul côté. Le sein malade ne tarde pas à s'atrophier et à se tarir complètement après quelques mois, tandis que le sein en fonction prend un développement énorme.

Enfin, il faut se garder, à la même tétée, de donner les deux seins successivement; cette pratique amènerait le même résultat, l'un des seins restant incomplètement vidé. D'ailleurs l'enfant trouve toujours son compte dans un sein quand sa nourrice est suffisante. S'il réclame après avoir vidé un sein, c'est que la nourrice est insuffisante, et il faut aviser au plus tôt.

Quantité de lait prise à chaque tétée. — Certains enfants, particulièrement gourmands, tettent d'une façon inconsidérée; il leur arrive souvent d'avoir des régurgitations dès qu'ils quittent le sein. Il convient de prévenir ces petits accidents en les retirant à temps. C'est là l'affaire de la mère qui ne tarde pas à apprécier ce qu'il convient de donner à l'enfant en calculant le temps pendant lequel il reste au sein. Si l'on veut agir avec plus de précision, on pourra employer la balance, qui nous donnera approximativement le poids de la tétée.

Ce poids est nécessairement variable suivant l'âge de l'enfant et aussi suivant la valeur nourricière de la mère.

En effet, l'estomac du nouveau-né n'a guère que 40 à 50 centim. cubes de capacité; mais cet organe croît très rapidement en volume; dès la seconde semaine, il atteint 70 à 80 centim. cubes, et à la fin du premier mois il peut contenir près de 100 centim. cubes. Il a donc doublé de volume dans un mois.

Pour apprécier ce qu'il convient de donner à l'enfant et surtout pour savoir s'il est utile de restreindre son alimentation quand il paraît boire trop gloutonnement, il faut tenir compte des chiffres suivants qui ont été relevés par différents observateurs :

	Par tétée	Par jour
1er jour...............	3 à 4 gr.	20 à 30
2e —	15 —	120 à 150
3e —	40 —	360 à 400
4e —	50 —	400 à 500
2e et 3e semaine...	60 —	500 à 600
2e mois...........	80 à 100 —	600 à 700
3e —	100 —	700 à 800
4e —	120 —	800 à 900
5e au 10e mois....	140 à 150 —	900 à 1000

Ces chiffres s'appliquent exclusivement à l'allaitement maternel. Quand l'enfant est nourri par une nourrice, il prend dès sa naissance beaucoup plus de lait. Il en est de même lorsqu'il est allaité artificiellement. Je reviendrai sur ce point plus loin.

Signes d'une tétée suffisante. Durée de la tétée. — Dans la pratique, il n'est guère possible de recourir à la balance pour savoir si un enfant prend ou non assez de lait. L'emploi de cet instrument pour des recherches de ce genre est, on le conçoit, excessivement délicat et les causes d'erreur sont nombreuses. On se contentera d'observer l'enfant, de voir comment il tette, comment il quitte le sein ; les mamans expérimentées ne s'y trompent jamais. Voici comment les choses se passent quand l'enfant est vigoureux et que la nourrice est suffisante : Dès que l'enfant est mis au sein, il fait des mouvements de succion au nombre de 5, 6, 8, après lesquels il s'arrête un instant, semble déguster son lait et avale; ce mouvement de déglutition est généralement accompagné d'un bruit particulier, d'un *glouglou*, qui s'entend plus ou moins bien; après avoir avalé, l'enfant se repose un instant, puis recommence ses mouvements de succion. Avec une bonne nourrice, l'enfant ne reste pas plus de 20 minutes au sein; en moyenne la durée est de 12 à 15 minutes. L'enfant repu s'éloigne spontanément du sein et s'endort; quelques-uns s'endorment en gardant le mamelon dans la bouche; il faut les retirer doucement, et pour éviter des tractions douloureuses sur le mamelon, la mère introduit un doigt dans la bouche de l'enfant et abaisse doucement la mâchoire inférieure; l'enfant lâche prise sans s'éveiller.

Signes d'une tétée insuffisante. — Quand il y a pénurie de lait, les choses se passent différemment: les mouvements de succion sont beaucoup plus nombreux; l'enfant ne parvient pas à remplir sa bouche, surtout vers la fin de la tétée; il s'épuise en vains efforts et, fatigué, s'endort pour peu de temps, ou bien se retire violemment du sein en criant. La durée de la tétée est plus longue: elle dépasse les 20 minutes fixées comme maximum. Tous ces petits faits indiquent qu'il y a pénurie de lait, et, suivant les cas, il faut agir en tenant surtout compte des pesées périodiques, sur lesquelles j'insisterai dans un paragraphe spécial.

L'enfant bien nourri s'endort après la tétée pour quelques heures, le temps de digérer le plus souvent, c'est-à-dire pendant deux à trois heures.

L'enfant mal nourri dort mal et pendant peu de temps. Il ne tarde pas à s'éveiller en criant et se jette avidement sur le sein.

Lait abondant, mais peu nourrissant. — Quelquefois, on s'imagine que tout va bien, alors que la nourrice est plutôt médiocre. L'enfant tette bien, le lait est si abondant qu'il s'étouffe au sein et qu'il est obligé de se retirer ; ou bien, pendant les succions, on voit le lait déborder pour ainsi dire de la bouche et s'écouler des lèvres du nourrisson. Ce sont là, effectivement, de très bons signes ; mais si après la tétée, l'enfant ne tarde pas à crier famine, si surtout la tétée est longue et si l'enfant devient glouton, c'est que le lait de la maman quoique très abondant n'est pas suffisamment nutritif.

Quand c'est la mère qui allaite, il n'y a pas lieu de s'alarmer d'un état qui d'ailleurs s'améliore avec le temps ; mais s'il s'agit d'une nourrice, il vaut mieux s'en débarrasser. Ces cas, où le lait est trop aqueux, trop clair, peu nutritif, se rencontrent généralement chez les mères qui n'en sont qu'à leur premier allaitement ; le lait, dans ce cas s'écoule du sein avec une facilité étonnante ; souvent la femme se trouve littéralement inondée par son lait et ne peut rester que très peu de temps sans se faire téter. Chose plus fréquente encore, pendant que l'enfant tette d'un côté, le mamelon opposé se met à couler abondamment.

Emploi des garde-lait. — Pour éviter les inconvénients qui résultent de cette réelle infirmité, on a imaginé des récipients en verre, des garde lait, qui s'appliquent sur le sein en enserrant le mamelon ; le lait s'écoule dans le récipient que l'on vide de temps en temps par une ouverture placée sur la circonférence de l'appareil. Ces garde-lait rendent évidemment des services, surtout pendant la tétée, mais leur emploi continuel doit être proscrit. Ils provoquent l'écoulement du lait, amènent la macération du mamelon et, finalement, sont d'une capacité insuffisante la plupart du temps, car les femmes qui perdent leur lait dans l'intervale des tétées en perdent généralement d'une façon excessive.

Signes d'un bon allaitement. — Pour en revenir à la question, je résume ce qui a été dit plus haut. Un *enfant bien nourri* tette pendant 12 à 15 minutes, fait de 5 à 8 succions avant d'avaler et se retire satisfait du sein en s'endormant pour deux ou trois heures.

Ce sont là de fort bons signes, mais il en est d'autres qu'il ne faut pas négliger.

Quand l'alimentation est bonne, les produits extrêmes de la digestion, les garde-robes de l'enfant présentent un aspect spécial et d'une importance telle, qu'un médecin habitué à traiter des enfants ne doit jamais négliger de se faire présenter les langes salis récemment ou depuis sa dernière visite.

Aspect des selles de l'enfant bien nourri. — A l'état de santé, les selles de l'enfant doivent avoir une belle couleur *jaune clair*; elles ont une consistance molle, elles sont homogènes et ne doivent avoir aucune odeur; leur aspect général est celui des *œufs brouillés*.

Il convient que les mères soient particulièrement instruites sur ce sujet, car, plus souvent que le médecin, elles seront appelées à constater les modifications importantes que présentent les matières expulsées par leur nourrisson. Selon leur aspect, leur coloration, leur odeur, elles pourront juger de l'état des fonctions digestives de l'enfant et au besoin prévenir leur médecin.

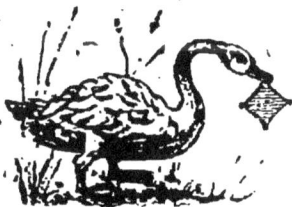

Mais avant d'arriver à l'état indiqué plus haut, les évacuations alvines du nouveau-né passent par diverses phases qu'il convient d'indiquer. Après la naissance, l'enfant expulse, pendant les premiers jours, une matière de couleur noirâtre ou plutôt vert foncé, inodore, visqueuset, rès adhérente aux linges. C'est le *méconium* dont j'ai déjà parlé plus haut. Dans le public il porte le nom plus caractéristique de poix (*péga* en patois), dont il a, en effet, la couleur et la consistance. Après deux ou trois jours, les selles deviennent plus liquides ; elles sont encore verdâtres si l'enfant tette sa mère, c'est-à-dire s'il absorbe du colostrum dont l'action purgative a été indiquée plus haut. Si l'enfant tette une nourrice ou s'il est nourri au biberon, les selles deviennent jaunes d'emblée.

Cette coloration jaune est la coloration normale des selles du nourrisson. Chaque fois qu'elle est modifiée, on peut conclure à un dérangement intestinal. Quelquefois en effet, les selles sont vertes au moment de l'expulsion ou elles ne tardent pas à verdir après leur exposition à l'air. Cette coloration verte est un indice de mauvaise digestion. En même temps l'odeur fade des selles normales est remplacée par une odeur aigrelette spéciale ou par une odeur franchement fétide. Il faut vite appeler son médecin et faire traiter l'enfant.

Parfois aussi on trouve dans les selles de gros flocons blanchâtres qui sont constitués par du lait caillé. Ils sont dus à une digestion imparfaite.

Enfin il faut tenir compte du nombre des selles et de leur fréquence, savoir en un mot si l'enfant a de la diarrhée ou bien s'il est constipé. Toutes ces observations ont une grande importance.

3

De l'accroissement du nourrisson. — Mais le meilleur signe pour reconnaître qu'un enfant est bien nourri, un signe qui ne trompe jamais, sera fourni par la *balance*. L'enfant augmente de poids, chacun sait cela, mais il convient de savoir dans quelles proportions, de quelle façon se fait l'augmentation normale, et cela ne peut se savoir que grâce à des pesées périodiques. Cet examen a une grande importance et je l'étudierai complètement dans un prochain travail.

Pour l'instant, je me bornerai à résumer la question.

Après la naissance, l'enfant perd de son poids primitif. La diminution est de 200 à 300 grammes en moyenne, et en général, à cause des difficultés de l'allaitement chez les primipares, ce sont les premiers nés d'une famille qui perdent le plus. La perte en poids dure de 3 à 6 jours. Après ce laps de temps, la diminution de poids présente un caractère fâcheux.

Au bout de 7 à 10 jours après la naissance, le nouveau-né doit avoir repris son poids primitif, et à partir de ce moment l'augmentation doit se faire d'une façon régulière.

Les chiffres suivants indiquent la moyenne d'augmentation journalière pendant la première année.

1er mois......	30 gr.	7e mois......	12 gr.
2e —	31 gr.	8e —	11 gr.
3e —	27 gr.	9e —	11 gr.
4e —	22 gr.	10e —	8 gr.
5e —	18 gr.	11e —	7 gr.
6e —	14 gr.	12e —	5 gr.

L'augmentation est donc surtout bien marquée pendant les 3 premiers mois.

A la naissance, le poids moyen d'un enfant bien

développé étant de 3250 grammes, nous devons avoir après chaque mois les poids moyens suivants :

1er mois......	4000 gr.	7e mois......	7450 gr.
2e —	4700 gr.	8e —	7850 gr.
3e —	5350 gr.	9e —	8200 gr.
4e —	5950 gr.	10e —	8500 gr.
5e —	6500 gr.	11e —	8750 gr.
6e —	7000 gr.	12e —	8950 gr.

L'enfant aura donc plus que doublé après la première année.

Ces chiffres n'ont, bien entendu, rien d'absolu. L'essentiel est de constater à l'aide de la balance que le poids de l'enfant augmente graduellement et se rapproche approximativement des moyennes données dans le premier tableau.

Pour opérer les pesées, il suffit d'avoir à sa disposition une simple balance dont l'un des plateaux est remplacé par une sorte de hamac ou par une corbeille. On a soin de faire la tare de la corbeille ou du hamac. L'enfant peut être pesé tout nu ou bien habillé. Dans ce dernier cas on fait la tare des effets qu'il portait au moment de la pesée. Chose peu croyable, j'ai rencontré souvent, et cela dans des milieux divers, des résistances absolues à la pratique des pesées. «Cela porterait malheur au bébé» me disait-on. Il est inouï de voir où la superstition va se nicher quelquefois. Ce préjugé tend heureusement à disparaître.

Dans la pratique il suffit d'opérer les pesées tous les huit jours au début, tous les quinze jours plus tard. C'est le meilleur de tous les contrôles, lorsque l'on veut s'assurer de la valeur nourricière de la maman ou de la nourrice.

Régime alimentaire de la femme qui allaite. — La femme qui allaite doit-elle suivre un régime spécial? A cette question intéressante surtout parce qu'elle a été résolue de diverses façons et que dans le monde elle a pris bien à tort une importance exagérée, surtout lorsqu'il s'agit d'une nourrice mercenaire, je répondrai que le régime de la femme qui allaite ne diffère en rien de ce qu'il était avant l allaitement.

La femme qui nourrit peut et doit manger *tout ce qui lui plaît*. L'essentiel pour elle, est qu'elle digère bien et qu'elle ne mange pas avec excès.

Certaines femmes, en effet, s'imaginent que leur état nécessite une alimentation spéciale et surtout une alimentation plus abondante ou plus succulente. Elles arrivent ainsi à surcharger leur estomac, à avoir des digestions pénibles et des troubles plus ou moins graves de l'appareil digestif. Il est évident que ce régime va à l'opposé du but que l'on se proposait.

On a exagéré, d'autre part, l'importance de certains aliments. Les uns sont conseillés, les autres sont proscrits impitoyablement par la mode. En réalité, la femme qui nourrit peut manger de tout, même des crudités comme la salade et des fruits, pourvu qu'elle les digère bien. Il faut veiller à ce que le régime ne soit ni exclusivement animal ni exclusivement végétal. Cependant on peut conseiller l'emploi plus large des féculents comme les légumes secs, les pommes de terre et certaines pâtes alimentaires qui semblent favoriser la sécrétion lactée.

Quelques aliments seulement peuvent avoir une influence fâcheuse sur l'enfant: tels sont l'ail, l'asperge, l'oignon dont les principes odorants passent dans le lait. Il convient d'en restreindre l'emploi.

La question des boissons a plus d'importance. La nourrice doit user modérément des boissons alcooliques comme le vin, la bière, etc. : un demi-litre de vin, une bouteille de bière par jour suffisent amplement. Il va sans dire que toutes les autres boissons alcooliques sont absolument contre-indiquées : elles ont sur l'enfant une répercussion des plus graves. Je n'excepte même pas de cette proscription les préparations médicinales à base d'alcool, comme les vins de quinquina, de kola, etc., qui sont parfaitement inutiles pour la femme et aussi dangereux pour l'enfant que peut l'être l'absinthe, par exemple. Comme tous les médecins, j'ai vu de nombreux cas où ces médicaments étaient devenus la cause effective des troubles survenus dans la santé du nourrisson. L'alcool, sous n'importe quelle forme, entraîne chez l'enfant de l'insomnie, de l'excitation, des troubles nerveux qui vont jusqu'à la convulsion et la mort.

La femme qui nourrit doit encore n'user que très modérément des boissons excitantes, telles que le thé et le café, mais je suis loin de vouloir en proscrire l'usage comme cela a été conseillé.

En résumé, le régime alimentaire n'a rien de bien spécial et peut se résumer ainsi : manger ce qui plaît et boire avec mesure.

Action des médicaments sur la lactation. — Tous les médicaments passent plus ou moins dans le lait Il faut donc s'abstenir d'administrer ceux qui pourraient nuire à l'enfant. Au médecin seul il appartient de vous guider. Ainsi l'antipyrine peut tarir le lait; la quinine lui donne un goût amer, etc.

On me demande souvent si l'on peut purger la nourrice dont l'estomac est embarrassé. Cela peut très bien se faire, mais il faut éviter les purgatifs salins. On peut employer, sans risques pour le lait, l'huile de ricin, les thés purgatifs. Quelques nourrices habituellement constipées doivent même prendre des laxatifs d'une façon continue. Je leur prescris de préférence les pilules de Cascarine Leprince qui sont d'un effet sûr et absolument inoffensives.

Du genre de vie qui convient à la femme qui allaite. — La jeune mère qui nourrit doit mener une vie calme et régulière ; elle sortira au grand air et fera un exercice modéré chaque fois que le temps le permettra. Elle se couchera de bonne heure : de cette façon elle pourra prendre un repos qui lui est d'autant plus nécessaire que son sommeil est souvent interrompu par les exigences du nourrisson. Il va sans dire qu'elle devra éviter avec soin d'aller en soirée ou au théâtre. Les veilles prolongées, les fatigues mondaines ne conviennent en aucune façon à la maman-nourrice Les *émotions* influent sur la production du lait et particulièrement les émotions dépressives et brusques. Agissent-elles aussi sur la qualité du lait et peuvent-elles amener des troubles chez l'enfant ? Les recherches faites à ce sujet n'ont donné aucun résultat probant et pour ma part je ne crois pas à cette influence des émotions morales de la mère sur le nourrisson. En tout cas, elle ne saurait être bien grave. Il ne faut donc pas s'exagérer l'importance des *laits tournés*, mais comme les émotions morales influent réellement sur la production du lait, il faut s'appliquer à les éviter. C'est là surtout un devoir de l'entourage.

Les *relations conjugales* n'ont pas d'influence sur la lactation, surtout si elles sont modérées, mais elles exposent la nourrice à une nouvelle grossesse et par conséquent à un sevrage prématuré.

Des soins de propreté pendant l'allaitement. — La femme qui allaite doit prendre un soin minutieux de sa personne. Elle ne négligera donc pas les soins de toilette auxquels elle était accoutumée. Bien au contraire, elle devra les exagérer pour ainsi dire. Non seulement elle se livrera à ses ablutions quotidiennes, aux soins de sa toilette intime, mais elle prendra des bains le plus souvent possible. Que de fois ne m'a-t-on pas demandé si la nourrice pouvait prendre des bains. Non seulement elle prendra des bains tièdes de propreté, mais elle pourra sans aucun inconvénient prendre des bains froids, des bains de mer et même des douches si elle a coutume d'en prendre.

Les *seins* doivent être l'objet de soins tout à fait particuliers. Ils doivent être soutenus par un corset ni trop étroit ni trop rigide. Les goussets du corset seront généralement fendus suivant une direction verticale, pour permettre la sortie facile du sein. Après la tétée, il faudra laver le mamelon ou, si cela est impossible, il faudra tout au moins l'essuyer soigneusement à l'aide d'un mouchoir en toile fine afin de ne pas laisser à sa surface du lait qui ne tarderait pas à s'aigrir et à provoquer ainsi une inflammation de l'organe.

Enfin, il convient de recouvrir le sein d'une étoffe fine pour le préserver du froid et surtout pour éviter des frottements trop rudes contre la chemise ou le corset. On évitera ainsi les crevasses et les abcès qui compromettent presque toujours l'allaitement.

De la menstruation pendant l'allaitement. — Dans

tous les milieux, on se montre préoccupé outre mesure, à mon avis, des inconvénients résultant de la menstruation. Cette préoccupation a sa raison d'être, j'en conviens, et *a priori* je refuserais de prendre pour nourrice une femme qui avouerait être réglée. Mais s'il s'agit de la mère ou d'une nourrice dont on a lieu d'être satisfait, il faut bien accepter cette situation qui, je le répète, n'a rien d'alarmant.

Généralement, une bonne nourrice n'est pas réglée pendant les 7 à 10 mois qui suivent l'accouchement. Au bout de ce laps de temps, les menstrues réapparaissent et leur apparition coïncide généralement avec une diminution marquée de la production du lait. Mais après les règles, les choses reviennent à la normale.

Pendant cette période, l'enfant a généralement des digestions plus difficiles ; les selles sont moins jaunes, moins liées ; le nourrisson est plus agité, il crie davantage et son accroissement subit un temps d'arrêt.

Après les règles, tout rentre dans l'ordre. Quand les choses se passent ainsi, il n'y a pas lieu de s'alarmer ; il ne s'agit que d'un mauvais pas à franchir ; au besoin, on pourra recourir à l'allaitement mixte, c'est-à-dire donner un peu de lait stérilisé à l'enfant pour compenser la diminution du lait maternel. Il n'y a pas lieu d'interrompre l'allaitement.

Influence de la grossesse sur l'allaitement. — Conduite à suivre. — Mais si une nouvelle grossesse survenait, quelle serait la conduite à tenir ? Tout d'abord, il faut laisser de côté cette opinion vulgaire qui consiste à affirmer que le lait d'une femme grosse peut empoisonner le nourrisson. A ce compte, il y aurait beaucoup d'empoisonnements à déplorer.

Quand une grossesse survient, le lait tend à diminuer. puis à disparaître petit à petit. L'indication de sevrer l'enfant s'impose d'elle-même. D'autres fois, la mère peut encore nourrir pendant de longs mois. Pour ma part, j'en ai observé plusieurs qui ont nourri jusqu'au 7e mois inclusivement, et cela sans causer de préjudice à l'enfant. Mais ce sont là des tours de force qu'il ne faut pas conseiller, et d'une façon générale, dans l'intérêt de la mère surtout, il faut interrompre l'allaitement. Il faut d'ailleurs tenir compte du troisième intéressé, de l'enfant à venir. D'après mes observations, celui-ci surtout souffre de la continuation de l'allaitement ; généralement il naît plus faible, plus chétif que son aîné, lorsque la lactation a duré outre mesure. C'est là un inconvénient grave qui n'avait pas été signalé jusqu'ici.

Il faut donc, règle générale, interrompre l'allaitement s'il survient une grossesse, mais j'engage fortement mes lectrices à consulter leur médecin à ce sujet. La grossesse peut être illusoire, cela s'est vu quelquefois; il faut donc qu'elle soit confirmée par la sage-femme ou par l'accoucheur. D'autre part, il faut tenir compte de l'âge de l'enfant, de sa santé, etc. Si, dans son intérêt, il est utile de l'allaiter plus longtemps et que la grossesse ne soit pas trop avancée, on pourra encore continuer quelque temps. Ces questions ne sauraient être résolues en famille, il faut que le médecin soit consulté.

Influence des maladies sur l'allaitement. — Certaines maladies peuvent compromettre l'allaitement ou l'interrompre ; je n'entrerai pas dans des détails à ce sujet. Une mère qui nourrit est exposée, tout autant qu'une autre personne, aux maladies épidémiques ou organiques qui sont le lot de notre pauvre humanité. Plus que toute autre, son attention doit s'éveiller au moindre malaise et le médecin devra être appelé aussitôt. Celui-ci seul donnera les conseils nécessaires et indiquera la conduite à tenir vis-à-vis de l'enfant.

Durée de l'allaitement. Sevrage. — Quelle doit être la durée de l'allaitement maternel, ou, en un mot, quand doit-on pratiquer le sevrage de l'enfant ? C'est là une question très importante. Le sevrage n'est autre chose que la séparation de l'enfant et de la mère ; c'est pour l'enfant une épreuve redoutable : voilà un petit être habitué depuis sa naissance à une nourriture particulière, éminemment adaptée à ses besoins, vous allez tout d'un coup le priver de cet aliment idéal, comment supportera-t-il ce contre temps ? Pour réduire au minimum les dangers qui peuvent survenir, il faut évidemment prendre des précautions spéciales.

Et d'abord, je reprends la question. Quand peut-on sevrer l'enfant ? Je suppose, bien entendu, qu'il n'existe aucune raison de suspendre l'allaitement, je suppose que la mère se porte bien, qu'il n'y a pas de nouvelle grossesse, etc., etc., que par conséquent le sevrage n'est pas obligatoire.

Dans ce cas, je suis partisan du *sevrage tardif*, du sevrage variant entre les 15ᵉ et 18ᵉ mois après la naissance.

Attendre plus longtemps me paraît inutile. Certains médecins se fondent, pour indiquer le moment du sevrage, sur l'état de l'*éruption dentaire* ; ils tiennent à ce que l'enfant ait un certain nombre de dents avant de le sevrer. S'il est bon de tenir compte de l'évolution dentaire, il est bien difficile de formuler des règles précises. En effet, l'éruption des dents est très variable suivant les sujets et suivant les conditions hygiéniques dans lesquelles ils se trouvent. Plus il aura de dents, mieux cela vaudra, mais encore ne faut-il pas attendre outre mesure.

Il faut surtout tenir compte de la *saison* à laquelle on opère le sevrage. L'été est une saison dangereuse, tout le monde sait cela. Il faut donc sevrer l'enfant avant ou après la saison chaude ; il faudra s'abstenir de le faire, surtout dans notre région, pendant les mois de juin, juillet, août et même septembre.

Les mois d'hiver sont les plus favorables, puis viennent les premiers mois de l'automne et ceux du printemps. Ainsi donc on avancera ou on retardera le sevrage pour ne pas le faire coïncider avec les mois de chaleur. La raison de cette conduite est des plus simples : en été, les aliments qui doivent suppléer au lait de la mère et en particulier le lait d'animal sont exposés à des fermentations, à des altérations qui troublent la digestion, donnent de la diarrhée, des vomissements et mènent rapidement à l'entérite mortelle.

Avantages du sevrage graduel. — L'enfant ne doit pas être sevré brusquement. Ce moyen était fort à la mode il y a quelques années et il donnait des résultats déplorables. Il faut préparer petit à petit l'enfant à la séparation définitive. Pour cela, dès le 12ᵉ mois, on pratiquera ce qu'on appelle l'*allaitement mixte*. Le sein sera remplacé peu à peu par le biberon. On supprime une, deux, trois tétées par jour qui sont remplacées par autant de tétées au biberon ; on arrive peu à peu à supprimer les tétées de la journée ; on ne garde le sein que pour la nuit. L'enfant se déshabitue ainsi du sein maternel et son estomac s'exerce graduellement à recevoir une alimentation plus grossière.

Cela se fera ainsi tout doucement, sans à-coups et sans cris, et à l'époque voulue l'enfant se sèvrera de lui-même pour ainsi dire ; il ne recherchera plus le sein maternel, tari par suite même de la conduite du sevrage. En effet, moins l'enfant tette, moins le sein fonctionne, et petit à petit la mère se trouve débarrassée de son lait.

Cette méthode du sevrage graduel a donc un double avantage. Plus favorable à la santé de l'enfant, il détermine, d'autre part, la cessation graduelle de la sécrétion lactée.

Un autre avantage encore du sevrage graduel, c'est que si l'enfant dépérit, s'il tombe malade, s'il souffre par exemple d'accidents se rattachant à la dentition, il sera toujours loisible à la mère de reprendre l'allaitement complet. Avec la reprise des tétées, le lait remontera et l'enfant une fois remis, on pourra recommencer le sevrage.

Quelques enfants, ceux qui ont un certain âge surtout, se séparent difficilement du sein maternel. On a employé divers moyens pour les en dégoûter en quelque sorte. Je laisse de côté le noir de fumée et autres ingrédients plus ou moins sales Une solution d'aloès ou de quinine passée sur le mamelon ne tardera pas à amener l'effet désiré.

Des moyens employés pour faire passer le lait. — Reste à traiter la mère. Je ne veux pas énumérer la liste des médicaments employés pour écarter le lait; ce serait long, beaucoup trop long Quand le sevrage a été mené d'une façon graduelle, le *lait passe tout seul*. Avec le sevrage brusque, les purgatifs, les purgatifs salins surtout, constituent le remède de choix. Rien ne vaut une dose de sulfate de magnésie (30 grammes) dans un verre d'eau, ou bien un verre d'eau d'Hunyadi ou de Rubinat pour faire passer rapidement le lait. Il est bon également de comprimer les seins avec de la ouate ; mais l'huile de camomille camphrée et autres liniments, si fort en honneur jadis, ne sont d'aucune utilité, à mon avis.

Si cependant la sécrétion lactée persistait, il faudrait conseiller la diète, renouveler le purgatif, prendre quelques boissons diurétiques (sel de nitre, chiendent, pariétaire) ; la diète lactée est excellente, le lait étant un diurétique puissant. L'antipyrine est aussi un anti-laiteux remarquable ; elle ne l'a que trop montré lors des premières épidémies d'influenza, où, dans le but de combattre la maladie, on mit à mal un nombre incalculable de nourrices qui perdirent leur lait dans l'affaire. Je n'insiste pas sur ces moyens de combattre la sécrétion lactée ; dans les cas rebelles, on fera bien de consulter son médecin ; mais on se souviendra surtout de ceci : c'est que le *lait répandu dans le corps* n'a jamais causé le moindre mal, pour la bonne raison que le lait ne saurait se répandre dans l'organisme. C'est là un fort beau reste des théories humorales de nos ancêtres qui a survécu jusqu'à nos jours et qu'il est de mon devoir de signaler pour le combattre.

Cas dans lesquels on doit défendre ou suspendre l'allaitement. — J'ai déjà signalé plus haut les cas dans lesquels l'allaitement maternel peut devenir difficile ou défectueux. Les uns, tenant à une mauvaise conformation de l'enfant, sont excessivement rares ; les autres sont dus soit à une mauvaise conformation du mamelon (j'ai indiqué quelles étaient les précautions à prendre), soit à des lésions de cet organe (gerçures, crevasses, abcès du sein) sur lesquelles il convient de s'arrêter

quelque peu. Si les mamelons ont été soignés préven-
tivement, les accidents ne sont pas très redoutables
et se développent modérément. Mais dans le cas contraire, les crevasses peuvent acquérir une gravité telle
que l'on se trouve dans l'obligation de cesser l'allaitement.

Je n'ai pas la prétention d'indiquer ici quels sont les
moyens de traitement à employer. Ce sera l'affaire de
votre médecin. En l'attendant, je n'ai qu'un conseil à
vous donner. Dès l'apparition des gerçures et des crevasses, il faut redoubler les soins de propreté, faire des
applications d'eau boriquée sur les mamelons et surtout
s'abstenir de l'emploi des nombreux ingrédients conseillés par les matrones. C'est ainsi qu'il faut laisser de côté
les topiques gras, les pommades, les onguents; les
moyens d'isolement comme les baudruches, la *peau de
serpent,* qui a encore trop de renommée, et même les
fameuses coquilles de noix remplies d'un onguent couleur de suie qui sont en fort grand honneur à la
Miséricorde de Montpellier. Tous ces moyens sont dangereux et inutiles. Quelquefois, malgré les soins les plus
éclairés, ce qui démontre la gravité du mal, la mère se
trouve dans l'impossibilité de nourrir, et le mieux, après
quelques jours de lutte, est d'abandonner la partie et de
mettre l'enfant en nourrice.

Quand l'un des seins reste indemne, l'allaitement peut
continuer dans la majorité des cas. J'ai eu, dans ma
clientèle, plusieurs mamans qui ont nourri avec succès
à l'aide d'un sein. Dans ce cas, le sein malade s'atrophie
plus ou moins et celui qui fonctionne prend un volume
considérable en rapport avec sa double fonction.

D'autres causes peuvent entraver l'allaitement ou le
rendre définitivement impossible. Ce sont notamment

les maladies aiguës qui surviennent au cours de l'allaitement et qui généralement amènent la suppression de la sécrétion elle-même.

Ce sont aussi certaines maladies chroniques existant antérieurement et que l'allaitement tend à aggraver.

Ce sont enfin des troubles de la sécrétion lactée qui par eux-mêmes ne permettent pas à la mère de nourrir. Certaines femmes ont du lait, mais du lait de mauvaise qualité et l'enfant dépérit ; d'autres ont peu de lait, le résultat est également déplorable pour l'enfant. Enfin il en est qui n'ont pas de lait du tout soit après l'accouchement, soit au bout de quelque temps.

Dans tous ces différents cas, qui devront toujours être soumis au médecin, et dans le cas aussi où la mère nourrice s'épuise manifestement à nourrir son enfant, le devoir est de déconseiller ou de faire cesser l'allaitement. Mais je le répète encore une fois, c'est le médecin seul qui doit prendre cette grave décision et qui doit aviser aux moyens de remplacer l'allaitement maternel soit par l'allaitement mercenaire, soit par l'allaitement artificiel. Le choix de ces deux moyens dépendra d'une foule de circonstances que j'étudierai dans les chapitres suivants.

II

ALLAITEMENT PAR UNE NOURRICE

Un mal nécessaire. — Si la mère, pour les raisons données plus haut, ne peut nourrir elle-même son enfant, il faudra recourir à un mode d'allaitement qui variera suivant l'âge de l'enfant.

S'il s'agit d'un nouveau-né, il n'y a pas à hésiter, et, malgré les inconvénients majeurs qu'elle présente, vous prendrez une nourrice. Si, au contraire, l'enfant a déjà 6 mois, s'il est assez robuste et si la saison est favorable, je vous donne le conseil d'éviter soigneusement la nourrice et de recourir à l'allaitement artificiel.

La nourrice en effet doit être un pis aller. C'est un *mal nécessaire* parfois auquel on se résout quand on ne peut faire autrement. Celles que l'on a dénommées tout récemment les *remplaçantes* ne pourront jamais remplacer la mère, non seulement au point de vue de l'affection et du dévouement, mais même à un point de vue tout à fait physique. Rien ne vaut le lait de la mère pour le nouveau-né, et cela est si vrai que des nourrices d'ailleurs d'apparence parfaite ne réussissent pas, malgré tous les efforts, à mener à bien l'allaitement du nourrisson qui leur a été confié. Je n'accepte donc la nourrice que lorsque cela devient absolument nécessaire, c'est-à-

dire lorsqu'il m'est parfaitement démontré que la mère
ne peut nourrir son enfant. Et encore je ne l'accepte que
lorsqu'il s'agit d'un nouveau-né ou d'un nourrisson âgé
de moins de 6 mois. Après cette époque, je donne la
préférence à l'allaitement artificiel et je m'en suis
toujours bien trouvé.

Aujourd'hui, en effet, l'allaitement artificiel donne
d'excellents résultats grâce à l'emploi du lait stérilisé
d'abord, grâce ensuite à la perfection de la méthode elle-
même. Jadis le biberon, le biberon à tube, à téterelle
mal entretenue, le biberon sale renfermant du lait tiédi,
fermenté, était incontestablement un instrument de
meurtre. Aujourd'hui ce même instrument, parfaitement
entretenu, rempli de lait stérilisé, a plus de valeur que
la meilleure des nourrices. Mais il exige des soins minutieux, cela va sans dire, et j'aurai soin d'étudier de près
la question, dans un prochain chapitre.

Il y a deux espèces de nourrices : les *nourrices sur
lieu* et *les nourrices externes* ou *à distance*.

Les premières, logées et nourries au domicile, allaitent et élèvent l'enfant sous les yeux des parents.

Les secondes emportent l'enfant à leur propre domicile, où elles le nourrissent et le traitent à leur guise.

Le premier système est de beaucoup le meilleur,
malheureusement il se complique d'un surcroît de
dépenses dont les parents sont obligés de tenir compte.
De là l'obligation pour beaucoup de recourir à la nourrice à distance. C'est dans ce dernier cas surtout que je
préconise, s'il est possible, l'allaitement artificiel moins
coûteux et bien plus sûr.

4

1° Nourrice sur lieu

Quand il le faudra donc, vous prendrez une nourrice et vous l'installerez à votre foyer. Ce sera pour votre nouveau-né le meilleur système à suivre, mais à la condition d'exercer la surveillance la plus rigoureuse sur la remplaçante. Ainsi, la mère qui n'a pu nourrir verra s'aggraver ses soucis maternels de la lourde charge de guider la nourrice dans l'allaitement, de lui apprendre les mille soins à donner au nourrisson et, ce qui sera plus difficile encore, elle devra encore la surveiller au double point de vue de sa conduite matérielle et morale ; il faudra encore lui donner des habitudes de propreté, de politesse, etc.

Je n'insiste pas ; je l'ai dit plus haut : la nourrice est un mal nécessaire.

Choix de la nourrice. — Le choix de la nourrice doit être exclusivement réservé au médecin, car la sage-femme elle-même ne saurait être seule consultée. Certes, une accoucheuse consciencieuse et instruite pourra examiner une nourrice et vous renseigner sur sa valeur au point de vue de l'allaitement, mais elle ne pourra pas apprécier son état de santé générale, elle ne pourra pas surtout découvrir les tares et certains stigmates qui doivent faire rejeter la nourrice d'emblée.

L'examen de la nourrice doit donc être toujours pratiqué par un médecin. Il ne s'agit pas seulement de savoir si la nourrice aura du lait; ce qui importe davantage, c'est de savoir si le lait ne sera pas empoisonné, c'est de savoir si, avec son lait, cette nourrice n'apportera pas chez vous la tuberculose ou la syphilis.

D'ailleurs, même au point de vue de l'allaitement, l'examen d'une nourrice n'est pas chose facile, même pour un médecin expérimenté.

Au bureau de placement (1). — Il faut tout d'abord s'entourer de tous les renseignements possibles concernant l'âge de la nourrice, son état civil, l'époque de son dernier accouchement ; savoir si elle a déjà nourri ; voir son propre enfant, etc., etc. Ce sont là des recherches préalables à tout examen médical, qui incombent aux parents surtout. La nourrice devra avoir de vingt à trente ans, et être d'une bonne constitution ; laissez de côté les femmes qui présentent des cicatrices au niveau du cou, des paupières dépourvues de cils ou enflammées; laissez aussi de côté celles qui paraissent peu intelligentes, vous n'en feriez jamais rien de bon.

Faut-il prendre une nourrice mariée ou bien une fille-mère ? Si le mari est loin, très loin, ou s'il vous promet solennellement de rester chez lui, prenez la femme mariée ; en dehors de ces conditions formelles, donnez la préférence à la fille-mère. Vous aurez plus de surveillance à exercer, j'en conviens, mais vous serez à l'abri de l'exploitation des deux conjoints.

Il faut s'enquérir avec soin de la date de l'accouchement et autant que possible demander à la nourrice des pièces officielles à ce sujet. Suivant l'âge du nourrisson, vous donnerez la préférence à un lait plus ou moins

(1) Il existe, à la Mairie de Montpellier, un bureau de placement gratuit où les nourrices peuvent s'inscrire. La liste d'inscription est communiquée à toutes les personnes intéressées. Elle contient des renseignements sur l'état civil de la nourrice, sur l'âge de son dernier né, sur le prix demandé, etc. S'adresser au Bureau d'hygiène.

jeune. Pour un nouveau-né, il convient que le lait de la nourrice ne dépasse pas les six mois ou qu'il se rapproche tout au moins de cette date.

Quant on le peut, on doit aussi donner la préférence à une femme qui a déjà nourri une première fois soit son propre enfant, soit l'enfant d'une autre famille ; dans ce dernier cas, vous pourrez prendre, à l'adresse indiquée, des renseignements précieux.

Enfin, il faut tenir compte des apparences extérieures, de l'état des dents, etc., et surtout, si la nourrice se présente avec son enfant, tenir compte du développement de cet enfant qui devra être présenté au médecin. D'ailleurs, quand vous aurez le choix, n'hésitez pas à faire examiner à votre médecin toutes les nourrices qui vous auront paru susceptibles d'être choisies, en ayant bien soin de lui donner tous les renseignements que vous avez recueillis sur chacune. Le médecin contrôlera les dires et les renseignements, et cela ne sera pas toujours inutile.

Quelques trucs de nourrice utiles à connaître. — On ne saurait, en effet, se figurer dans quelle atmosphère de mensonge on pénètre en passant le seuil d'un bureau de nourrices. Quand le placeur est honnête, cela va encore ; s'il est complice, attendez-vous à de graves déceptions. J'ai assisté souvent aux pires comédies et j'ai été trompé comme bien d'autres, d'une façon abominable. A *priori*, je recueille les renseignements donnés par la nourrice, sous bénéfice d'inventaire ; ils peuvent être vrais, le plus souvent ils sont inexacts ; cela importe peu en général. Mais quelquefois les choses sont plus graves : il y a quelques années, j'ai découvert le truc du poupon-réclame : c'était un fort bel enfant qui jouait à merveille l'enfant de la nourrice ; j'arrivai à le pincer avec sa sixième mère dans l'espace de cinq jours ; c'était, en réalité, un enfant prêté pour la circonstance.

On trouve aussi des nourrices dont les seins sont volumineux, durs ; elles s'attachent à vous démontrer leur puissance lactifère en vous envoyant au visage un jet de lait qui vous éclabousse.

Je me méfie avec raison de ces nourrices si expertes à faire sortir leur lait ; je me méfie des seins rebondis parce qu'ils n'ont pas été tétés depuis longtemps.

Si je m'attache à tous ces petits trucs enseignés dans les bureaux de placement ou ailleurs, c'est qu'ils ont leur importance. J'ai dû parfois examiner trois, quatre nourrices successives pour le même enfant, les premières ayant été insuffisantes. C'est là un gros tracas et presque toujours une perte pécuniaire pour les parents.

Un bon système qui m'a réussi, consiste à prendre la nourrice sous condition. On lui propose de la payer à un taux journalier assez élevé pendant cinq ou six jours avant de l'engager définitivement au mois. Si elle accepte cet arrangement, c'est qu'elle se sait apte à nourrir et généralement les faits le démontrent. Si elle refuse ce traitement à forfait, c'est qu'elle doute de ses aptitudes et préfère ne pas tenter l'aventure.

Le meilleur moyen de juger une nourrice, c'est de la voir à l'œuvre pendant quelques jours. Si l'enfant progresse, se développe, augmente de poids régulièrement, tout ira bien. Dans le cas contraire, il ne faudra pas hésiter à changer de nourrice.

Conditions physiques que doit remplir une nourrice. — Cependant il est certaines conditions qui, lorsqu'elles sont réalisées, permettent d'espérer qu'une nourrice réussira dans son allaitement. Avant d'examiner l'état des seins, il faut tenir compte de l'état général de la nourrice. On doit porter son attention sur son teint plus ou moins coloré, sur son embonpoint, sur la structure générale de son corps. Une nourrice infirme, quelle que soit son infirmité, doit être rejetée si l'on a mieux sous la main ; il ne faut pas oublier, en effet, qu'il lui faut de la force et de l'adresse pour soigner le nourrisson.

Certaines infirmités sont d'ailleurs le résultat de tares héréditaires ou acquises dont votre médecin tiendra certainement compte.

Blondes ou brunes ? — Dans le Midi, on n'aime pas les femmes blondes ; je ne sais trop à quoi tient cette mauvaise réputation. Dans le Nord de la France et ailleurs, il faut bien s'en contenter, puisque les blondes y sont en majorité. Pour ma part, j'estime que le teint de la nourrice est parfaitement indifférent, la nourrice blonde, la rousse pouvant aussi bien allaiter que les brunes.

L'examen des dents a plus d'importance ; des dents cariées indiquent souvent une mauvaise constitution ; en tous cas, elles ont l'inconvénient de gêner la mastication et de rendre les digestions plus difficiles ; si la nourrice présente d'autres qualités, on pourra néanmoins passer sur ce défaut qui n'a pas l'importance énorme qu'on veut bien lui attribuer.

Examen médical de la nourrice. Son importance. — L'examen du médecin devra porter sur bien d'autres points que je n'ai pas à détailler ici. Pour montrer l'importance de cet examen que certains parents ont le tort de négliger, il me suffira de signaler deux maladies redoutables parce que très contagieuses, qui se transmettront presque inévitablement à l'enfant, la tuberculose et la syphilis, autrement dit la phtisie pulmonaire et la vérole, qui doivent surtout être l'objet des recherches du médecin.

J'ai rencontré dans ma clientèle trois nourrices tuberculeuses qui avaient été choisies par le papa à Marseille; elles étaient suivant les goûts du jour : Italiennes, brunes, idiotes et phtisiques par dessus le marché; de plus, toutes trois étaient payées fort cher. Aucune de ces femmes n'avait été vue par un médecin ; comme papiers d'identité, elles possédaient l'acte de naissance de leur enfant. Je ne saurais trop m'élever contre cette incurie des parents.

J'ai trouvé moins souvent des nourrices atteintes de syphilis ; le contraire, c'est-à-dire le nourrisson atteint de syphilis se rencontre plus souvent. Le médecin consciencieux doit protéger la nourrice aussi bien que l'enfant et veiller avec le plus grand soin à ce que la syphilis ne se glisse pas chez son client par l'intermédiaire d'une nourrice contaminée. Non seulement la syphilis se transmet immanquablement à l'enfant et le tue le plus souvent, mais de l'enfant, par de simples contacts, elle peut se transmettre à toute la famille. Les histoires de ces transmissions ne sont pas rares : j'ai eu moi-même l'occasion d'observer un cas absolument remarquable de transmission de la vérole de la nourrice à l'enfant d'abord, puis à la mère et enfin à un autre enfant.

La nourrice doit être enfin examinée par le médecin au point de vue de ses aptitudes. Je n'ai pas à redire ici, à propos des seins, du mamelon, du lait, ce qui a été longuement dit dans le chapitre précédent. Il s'agit d'ailleurs ici d'un examen purement médical.

Il faut aussi, quand on le peut, faire examiner par le médecin l'enfant de la nourrice après s'être assuré de son identité, bien entendu. Si l'enfant est beau, bien développé pour son âge, on peut être sûr que la nourrice a du lait de bonne qualité.

Direction de l'allaitement. — Il y a quelques précautions particulières à prendre lorsqu'on donne un nouveau-né à la nourrice. Celle-ci, étant accouchée généralement depuis quelque temps, ne possède pas un lait semblable à celui de la mère. Le colostrum, dont j'ai indiqué l'utilité plus haut, n'existe plus ; le lait est fait et l'enfant peut quelquefois souffrir de cet état de choses. Il ne faut pas s'exagérer les inconvénients de cette situation ; si par hasard, le nouveau-né a quelques difficultés à rendre le méconium, il suffira le plus souvent de lui faire prendre un peu d'eau miellée, une cuillerée d'huile d'amandes douces, etc. Cette indication se rencontre rarement.

Un autre inconvénient qui se produit souvent avec la nourrice quand il s'agit d'un nouveau-né est le suivant. L'enfant ne prenant que très peu de lait au début, il arrive que la nourrice perd en partie son lait ou du moins que ses facultés nourricières semblent diminuer. Il se produit là un phénomène qui s'explique par ce fait que la production du lait est toujours en rapport avec le débit, et que l'enfant prenant peu, la nourrice fournit moins. Dans ces cas qui inquiètent beaucoup les parents, il faut savoir attendre, et presque toujours la sécrétion laiteuse reprend son cours normal au bout de quelques jours. Dans le but de maintenir cette sécrétion au point voulu, on a conseillé de laisser à la nourrice son propre enfant

pendant quelques jours pour qu'il tette après le nouveau-
né et dégorge ainsi les seins de la nourrice. Dans la pratique, il est bien difficile de suivre ce conseil à cause
des autres inconvénients qui résultent de la présence de
l'enfant de la nourrice dans la maison des parents. Le
mieux est, si la nourrice est fatiguée par l'abondance de
son lait, de la soumettre à une diète relative pendant les
premiers jours.

Régime de la nourrice. — Il sera celui que j'ai désigné
plus haut pour la mère qui allaite elle-même son enfant.
Néanmoins, il convient de suivre les goûts natifs de la
nourrice : ainsi il sera désavantageux d'imposer à une
femme de la campagne, dès les premiers jours, un
régime tonique, composé de beaucoup de viande par
exemple, auquel elle n'est pas habituée, La nourrice
habituée à une alimentation moins succulente. mais plus
abondante, mangera avec excès et il en résultera pour
elle des troubles gastriques, qui iront à l'encontre du
but à atteindre. Au début, on devra donc veiller à ce
que l'alimentation ne soit pas excessive, et qu'il y entre
d'abord beaucoup de légumes, des soupes à la mode du
pays d'origine ; plus tard, le régime alimentaire sera
modifié graduellement. La même remarque s'applique
au régime des boissons indiqué plus haut ; de ce côté là
surtout, il faut surveiller la nourrice qui ne sera que trop
portée à commettre des abus sous le prétexte de répa-
rer ses forces.

Du changement de nourrice. — Si votre nourrice est
insuffisante, ou encore, si malgré ses qualités elle ne
convient pas à votre enfant qui dépérit ou s'accroît d'une
façon médiocre, il ne faut pas hésiter, après avoir pris

l'avis de votre médecin, à la renvoyer. Le changement de nourrice n'a aucun inconvénient marqué pour le nourrisson ; parfois, cependant, il est difficile, quand l'enfant est déjà âgé, de lui faire accepter une nourrice nouvelle. On a conseillé alors de le faire téter dans l'obscurité, moyen qui réussit généralement très bien. Quand le changement de la nourrice s'impose, il faut aussi procéder avec quelques ménagements. Tout d'abord, il convient de laisser ignorer votre détermination à l'intéressée ; elle ne manquerait pas de vous abandonner ou, si elle restait, elle pourrait, sous l'empire de la colère ou du mécontentement, plus mal nourrir encore.

Enfin, si l'enfant est déjà d'un certain âge et si la saison est propice, il y aura peut-être utilité à garder votre nourrice et à l'aider dans sa tâche en pratiquant l'allaitement mixte, comme je l'indiquerai plus loin. Dans un grand nombre de cas, vous pourrez même renvoyer la nourrice et élever complètement votre enfant au biberon à l'aide du lait stérilisé.

2° Nourrice au dehors

Dangers de ce système. — Mettre son enfant en nourrice au dehors, l'expédier dès sa naissance au loin, le confier à une femme sur laquelle on n'a généralement que des renseignements insuffisants ou menteurs est la pire des choses que je connaisse. C'est l'abandon de l'enfant, c'est sa condamnation à mort dans bien des cas.

La loi Roussel. — On m'objectera que de nos jours, grâce à la loi Roussel (1), les dangers sont bien atténués.

(1) Aux termes de la loi Roussel, les parents qui placent leur

Si la loi était strictement appliquée partout, l'objection aurait une certaine valeur, mais en est-il réellement ainsi ?

Actuellement, grâce à cette loi, les nourrices sont surveillées et surtout elles savent qu'elles peuvent à l'occasion payer cher leurs négligences.

Mais la surveillance n'est pas uniforme partout ; dans certains départements même, elle est à peine organisée ou bien mal organisée ; dans certains départements aussi, à population rétrograde, vous ne trouverez que des nourrices dont l'esprit est par trop borné, mais dont les appétits pécuniaires sont parfaitement développés. Ces femmes n'ont aucun scrupule : elles prendront votre enfant chez elles, sachant d'avance qu'elles ne peuvent lui donner les soins nécessaires ; elles lui donneront à téter d'une façon irrégulière, remplaceront le sein par des bouillies ou des aliments plus grossiers encore ; souvent, même, votre enfant devra partager le sein avec l'enfant de la nourrice que l'on aura oublié de sevrer, etc., etc. Aussi, dans certains départements, et dans notre région, je citerai l'Aveyron, la Lozère, la partie nord du Gard et de l'Hérault, la mortalité, en dépit de la loi Roussel, est-elle encore très élevée. Envoyer son enfant *à la montagne*, suivant l'expression consacrée ici, c'est l'envoyer non pas à une mort certaine, mais c'est l'exposer à des dangers certains. Ils ne meurent pas tous, en effet, les nourrissons de la montagne, mais ils reviennent tous également frappés, avec un gros

---

enfant en nourrice dehors sont tenus d'en faire la déclaration à la mairie. La nourrice pour prendre l'enfant doit présenter un certificat médical constatant ses aptitudes. Enfin, chose essentielle, les nourrices sont placées sous la surveillance d'un médecin-inspecteur. Cette surveillance dure jusqu'à la fin de la 2e année.

ventre, de la gastro-entérite et surtout de la tuberculose abdominale.

Si donc vous êtes dans l'obligation de mettre votre enfant au dehors, choisissez la localité autant que possible, faites une enquête afin de savoir si cette localité est desservie par un médecin, si l'inspection légale est assurée ; tenez compte aussi de la moralité des gens chez qui vous placez votre enfant. Ce sont là des recherches préalables à tout examen médical que vous devez faire vous-même. Si j'insiste sur ce point, c'est que j'ai toujours été navré de voir avec quelle désinvolture les parents se débarrassent de leur progéniture. On expédie un enfant dans l'Aveyron ou la Lozère comme on y expédierait un colis postal. On se contente d'un vague certificat médical datant de plusieurs mois quelquefois, mais revêtu d'un cachet administratif ; on débat le prix mensuel, on entre dans de grave discussions sur la question du sucre et celle, plus grave encore, du savon, et enfin l'affaire est entendue. Bébé s'en va, par tous les temps, fait un voyage long, pénible, dangereux quelquefois, vers une localité plus ou moins saine, une maison souvent infecte ; il reviendra peut-être un jour, mais dans quel état ?

Il faut donc prendre de minutieuses précautions quand on met l'enfant au dehors, et la meilleure de toutes est encore de le visiter fréquemment, à l'improviste, et de ne pas hésiter à le changer de place, si les choses laissent tant soit peu à désirer.

En présence de toutes ces difficultés, de tous ces dangers, n'avais-je pas raison de dire, au début de ce chapitre, que très souvent l'allaitement artificiel employé d'une façon mixte ou même d'une façon absolue était de beaucoup supérieur à la nourrice, à la nourrice **au dehors surtout.**

III

ALLAITEMENT MIXTE

Indications de ce genre d'allaitement. — Lorsque la mère n'a pas assez de lait pour suffire aux besoins de l'enfant, ou lorsque la nourrice devient insuffisante, il reste une ressource précieuse à laquelle on ne songe pas assez : c'est l'*allaitement mixte*.

Ce système, à mon avis, donnera des résultats remarquables quand il sera employé d'une façon courante. Pour ma part, j'ai réussi à le faire suivre dans ma clientèle et je m'en suis fort bien trouvé.

Il consiste, comme son nom l'indique, à suppléer à l'insuffisance du lait maternel par l'administration du lait de vache donné dans certaines conditions qui seront indiquées plus loin.

L'allaitement mixte est aussi d'une grande ressource pour les mères qui ne peuvent, par suite de leur profession, s'adonner au soin d'élever leur enfant.

Il en est ainsi surtout dans les centres industriels où les femmes fréquentent l'atelier du matin au soir. Pendant leur travail, l'enfant peut être confié à une parente âgée ou à une jeune fille déjà grande, à la sœur aînée, par exemple, qui préparera le biberon et promènera l'enfant; ou bien l'enfant sera confié à une crèche, où les mêmes soins lui seront prodigués.

D'autres mères encore recourront à l'allaitement mixte : ce sont celles qui, occupées dans un négoce quelconque, ont besoin d'un repos réparateur pendant la nuit. L'allaitement artificiel remplacera, la nuit, le sein maternel; il va sans dire que les soins, dans les deux cas, seront dévolus à des personnes de toute confiance.

Ainsi compris, l'allaitement mixte donnera d'excellents résultats. Moins efficace que l'allaitement exclusivement naturel, il vaudra mieux, et de beaucoup, que l'allaitement par la nourrice au dehors. Il permettra enfin à la mère de garder son enfant auprès d'elle, ce qui est pour celui-ci la suprême sauvegarde.

Les règles de l'allaitement mixte sont les mêmes que celles de l'allaitement artificiel proprement dit. La question sera donc étudiée complètement dans le chapitre suivant.

IV

ALLAITEMENT ARTIFICIEL

Avantages de l'allaitement artificiel. — J'ai dit plus haut quelle devait être la conduite à adopter lorsque la mère ne peut nourrir son enfant. S'il s'agit d'un nouveau-né, la solution s'impose : il faut prendre une nourrice.

Mais si l'enfant a été nourri par sa mère pendant 5 à 6 mois au moins, s'il est robuste, si la saison est favorable, si l'état de la dentition le permet, etc., vous aurez le choix entre la nourrice à domicile et l'allaitement artificiel (je ne parle pas de la nourrice au dehors qui ne doit être qu'un pis aller). Je vous conseille, alors, de recourir à l'allaitement artificiel.

L'allaitement artificiel, pratiqué suivant les règles qui seront indiquées plus loin, doit être préféré, dans ces conditions, à la nourrice mercenaire. C'est un mode d'alimentation d'égale valeur pour l'enfant âgé de quelques mois. Pour les parents, c'est une économie, mais c'est surtout une tranquillité qui n'est guère compatible avec la présence d'une nourrice.

L'allaitement artificiel est encore le mode d'alimentation préféré après le sevrage. J'estime qu'un enfant sevré normalement, après 15 ou 18 mois, ne doit recevoir que du lait, presqu'à l'exclusion de tout autre aliment, jusqu'à l'âge de 2 ans, moment où la dentition est complète. Après cette époque seulement, vous pourrez donner d'autres aliments, mais le lait restera encore pendant un ou deux ans et plus la base de l'alimentation.

L'allaitement artificiel a donc une importance très grande à cause de sa durée, à cause de sa prolongation pendant les premières années de l'enfant. Bien conduit, il donnera d'excellents résultats, quelquefois supérieurs à ceux que vous auriez obtenus avec l'aide d'une nourrice.

Mal conduit, par contre, il peut amener les pires désastres; ce sont ces désastres qui s'inscrivent tous les ans, en été, sur les tables de la mortalité infantile, et cela dans tous les pays, sous tous les climats. Mais ces désastres ne sauraient être attribués à l'allaitement artificiel, ils sont dus aux négligences, aux fautes grossières de ceux qui l'emploient, à la qualité du lait, à la malpropreté des instruments, etc., etc., à l'usage concomitant d'aliments grossiers autres que le lait. Voilà d'où vient le mal, voilà l'origine réelle du choléra infantile, des convulsions, de la déchéance physique des pauvres petits qui les prépare à contracter toutes les maladies qui passent et qui les tuent.

C'est pourquoi l'étude de l'allaitement artificiel a une importance énorme. La première femme venue pourra tendre sa mamelle à un nourrisson, c'est un geste naturel qui ne demande pas d'éducation préalable; mais quand il s'agit de préparer le lait destiné à l'enfant, de le doser, de régler les repas, d'assurer la propreté du biberon, de la cuiller ou du bol, il faut le faire suivant une méthode immuable, sous peine d'accidents graves.

C'est cette éducation de la femme, de la mère, que je

liers et reçoivent une nourriture saine et abondante ; elles ne séjournent que très peu de temps dans l'étable et sont renvoyées par lots au pâturage. Aussi notre lait est-il d'une richesse remarquable en beurre et en phosphates. Nous le vendons cru ou stérilisé.

La **salle de stérilisation**, contiguë à l'étable, renferme, outre les appareils de lavage et de filtration, l'autoclave dans lequel on peut stériliser près de 150 litres de lait à la fois. L'autoclave est chauffé par un générateur de vapeur et muni d'appareils qui nous permettent de stériliser avec la plus grande précision. Aussi obtenons-nous un produit régulièrement semblable et de qualité irréprochable.

Nous stérilisons dans des flacons de 500, 250 et 150 grammes. Prochainement, nous établirons un nouveau type de 70 grammes pour les tout jeunes nourrissons.

Nous stérilisons **tous les jours**, suivant les besoins de notre clientèle ; notre lait stérilisé est donc toujours de fabrication récente et ne contracte jamais le goût d'amer ou de rance qui caractérise les produits fort chers qui viennent du dehors.

Nous rappelons que notre Maison est la **seule à Montpellier** qui fabrique et vende du **lait stérilisé**.

Nous prions donc le public de ne pas se laisser tromper et d'exiger notre marque.

Se méfier surtout des flacons cachetés vendus comme lait stérilisé par des marchands peu scrupuleux.

MARQUE 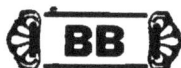 DÉPOSÉE

On porte à domicile (lait cru et lait stérilisé)

Dépôts dans les principales Pharmacies et Épiceries de Montpellier

voudrais faire ici, dans ce chapitre, parce que je suis
intimement persuadé que là est le salut pour les géné-
rations futures.

Nécessité de l'emploi exclusif du lait. — Et tout
d'abord le premier principe est de ne donner *que du lait*
à l'exclusion de tout autre aliment, et cela jusqu'à l'âge
de 2 ans.

Ce principe nous est imposé par la physiologie même
de l'enfant et surtout par son aptitude digestive. Il a
besoin, comme l'adulte, pour accroître et développer ses
forces, d'une alimentation qui doit renfermer des substances azotées, sucrées, grasses et minérales. Ces substances, l'adulte les trouve dans les nombreux aliments
qu'il peut digérer facilement et s'assimiler sans difficulté. L'enfant ne possède pas cette faculté. Il a donc
besoin d'un aliment spécial, le lait, qui renferme toutes
les substances nécessaires et qui de plus a l'avantage de
pouvoir être assimilé tel qu'il a été absorbé sans avoir à
subir des modifications que l'appareil digestif de l'enfant
est incapable de réaliser.

Ainsi prenons par exemple le glucose, le sucre pour
mieux me faire comprendre. Ce corps n'est absorbé
directement par l'adulte que dans des proportions très
restreintes, lorsque nous prenons des aliments sucrés
proprement dits. En réalité, le sucre entre pour une
grande part dans notre alimentation, mais il est le résultat de la transformation des féculents (pain, légumes
secs, farines et pâtes alimentaires, pommes de terre, etc.)
en sucre sous l'influence de la salive d'abord, et plus
tard, dans l'intestin, par l'action du suc pancréatique.

L'enfant ne peut opérer cette transformation absolument nécessaire. Jusqu'au 4e mois, la salive chez lui n'a

5

aucune action ; au bout d'un an, le pouvoir saccharifiant de la salive de l'enfant est presque nul encore ; il en est de même du suc pancréatique. Vous voyez d'ici la valeur nutritive que peuvent avoir les diverses bouillies et autres farineux que l'on donne encore trop souvent aux jeunes enfants. Ces aliments ne peuvent être digérés et par conséquent ils deviennent non seulement inutiles, mais encore dangereux pour l'enfant. Dans notre Midi, la *petite crème de riz* est fort en honneur ; il est facile de comprendre pourquoi elle donne de si mauvais résultats.

Ce qui est vrai pour l'assimilation du sucre, l'est encore plus pour les matières azotées et grasses dont l'absorption exige le concours du suc gastrique, de la bile, du suc intestinal, dont la sécrétion est absolument rudimentaire chez l'enfant.

Le lait, à l'encontre des autres aliments, s'assimile très rapidement. C'est en quelque sorte un aliment tout digéré qui contient du sucre, de la graisse émulsionnée et des principes azotés en dissolution. C'est le seul aliment qui puisse convenir à l'enfant avant la 2e année.

Composition physique et chimique du lait. — Le lait contient une substance spéciale, la *caséine* ; un sucre spécial aussi, la *lactose* ou *lactine* ; des *matières grasses* et des *sels minéraux*. Il se présente sous l'aspect d'un liquide blanc de consistance crémeuse, de saveur douce, d'odeur fade rappelant celle de l'animal qui l'a produit.

La densité est variable suivant les espèces, mais se rapproche généralement de 1030 qui représente la densité du lait de femme, de chèvre, de vache et d'ânesse. Le lait de brebis va à 1037, et celui de la chienne monte à 1040.

La couleur et l'opacité du lait sont dues surtout à la

présence des éléments tenus en suspension, qui sont les globules gras et la caséine. Cette dernière n'est mise en évidence que par la coagulation. Les globules gras sont facilement visibles au microscope ; leur quantité par millimètre cube de lait varie de 1.500.000 jusqu'à 5.000.000. Ce sont les globules gras qui, au repos, se réunissent à la surface du lait pour former la couche de crème qui par le battage se transforme en beurre.

Au moment de la traite, le lait a une réaction presque neutre, mais il ne tarde pas à devenir acide. Cette acidité, due au développement du ferment lactique, augmente rapidement par la chaleur et ne tarde pas à déterminer la coagulation du lait. On dit alors que le lait *caille* ou *tourne*. Cette coagulation se produit également lorsque le lait se trouve en contact avec le suc gastrique, celui d'un jeune animal surtout qui paraît posséder un ferment spécial, le *lab-ferment*. Ce ferment en dissolution dans le suc gastrique provenant du veau constitue la *présure* qui est employée dans l'industrie des fromages.

La composition chimique du lait est uniforme dans toutes les espèces, mais la proportion des divers éléments présente une certaine variété que donne le tableau suivant :

	FEMME	VACHE	ANESSE	JUMENT	CHÈVRE
Eau	87.80	86.13	90.12	82.80	79.1
Caséine, matières albumineuses..	2.17	4.92	2 03	1 64	8.69
Corps gras	4.50	4.05	1.55	6 87	8 55
Sucre de lait	5.50	5.50	5 80	7.65	2.70
Sels.................	0.18	0 40	0.50	1 »	0 32

La caséine varie suivant les espèces. Sa coagulation ne se fait pas en bloc pour le lait de femme comme pour le lait de vache et de chèvre. Le lait de femme donne un précipité très fin, qui dans l'estomac de l'enfant est plus facilement transformé par le suc gastrique. Il en est de même pour le lait d'ânesse; nous verrons plus loin quelles sont les modifications qui surviennent sous l'influence de la chaleur et de la stérilisation.

Le *beurre* provient de l'agglutination des globules gras favorisée par le battage.

Le *sucre de lait* est de nature spéciale: sous l'influence des microorganismes de l'air il se transforme en acide lactique. Cet acide amène la précipitation de la caséine, comme je l'ai dit plus haut.

Les *sels* ou plutôt les matières inorganiques en dissolution dans le lait sont fort nombreux. Les principaux sont : le phosphate de chaux et le chlorure de sodium (sel de cuisine), dont l'importance dans l'organisme n'est pas à démontrer.

Enfin le lait contient des *gaz libres*, acide carbonique, azote et oxygène, ce dernier en petite quatité.

Qualités des différents laits. — Au point de vue qui nous occupe, il importe surtout de savoir comment se comportent les différents laits vis-à-vis de l'organisme de l'enfant. Il n'est pas indifférent en effet de donner du lait d'ânesse ou du lait de vache à un nourrisson. Déjà l'analyse reproduite plus haut montre des différences considérables dans la teneur des divers éléments qui composent le lait. J'ai déjà fait certaines remarques relatives à la caséine, etc. Examinons donc comparativement les divers laits qui sont mis dans le commerce.

Lait d'ânesse. — C'est celui qui se rapproche le plus du lait de la femme, non pas précisément par la proportion de ses éléments, mais par le mode de précipitation de sa caséine qui se coagule en petits flocons dans l'estomac de l'enfant absolument comme la caséine du lait féminin ; les flocons sont très facilement redissous par le suc gastrique. C'est là une supériorité évidente du lait d'ânesse qui devrait le faire exclusivement adopter pour l'entretien des enfants, mais ce lait a des inconvénients majeurs : il se conserve très difficilement, il a des propriétes laxatives souvent dangereuses, enfin il est d'un prix élevé.

Lait de chèvre. — Ce lait jouit d'une grande vogue, surtout dans le Midi de la France. Cette vogue n'est nullement justifiée par les faits. Le lait de chèvre est très indigeste surtout pour les tout petits enfants. Il se coagule en grosse masse comme le lait de vache et on ne peut se le procurer facilement comme ce dernier. Il avait cependant, jusque dans ces dernières années, sur le lait de vache, cet avantage qu'il était indemne de germes tuberculeux. La chèvre en effet est un animal presque réfractaire à la tuberculose qui sévit au contraire largement sur les bovidés. De là, une préférence justifiée pour le lait de chèvre. Aujourd'hui la stérilisation ramène ces deux produits au même niveau, puisqu'elle nous permet de détruire les germes de la tuberculose dans le lait de vache, et l'alimentation par le lait de chèvre se trouve reléguée à la campagne où il est plus facile d'entretenir ces animaux. Un autre inconvénient dont il faut tenir compte, c'est que la chèvre ne produit que très peu de lait (2 litres en moyenne par jour) et que chez elle la lactation ne dure que 5 mois environ, de sorte qu'il n'est pas toujours facile de s'en procurer.

Lait de brebis. — Ce lait doit être rejeté pour l'alimentation des nourrissons. Il contient trop de caséine et de matières solides, ce qui le rend indigeste. D'ailleurs il est peu abondant.

Lait de vache. — C'est celui qui est universellement employé, malgré les défauts qui lui sont reprochés. Comme le lait de chèvre, il se coagule en masse, d'où les difficultés de sa digestion. Il a de plus ce grave inconvénient de servir de véhicule à la tuberculose. Mais ces deux défauts peuvent être corrigés aisément aujourd'hui par la pasteurisation ou mieux par la stérilisation.

Les avantages par contre sont nombreux. Il est d'un goût agréable et il est bien rare qu'un nourrisson refuse de boire du lait de vache, chose assez fréquente avec le lait de chèvre par exemple. Mais ce qui fait surtout sa supériorité, c'est sa grande abondance et son prix relativement peu élevé. On peut dire qu'en France tous les enfants sont élevés avec du lait de vache, les autres laits n'étant employés que d'une façon exceptionnelle. La vente du lait de vache constitue donc un commerce important dans toutes les localités, mais surtout dans les grandes ville de notre pays.

A Montpellier il n'y a pas moins de 90 laitiers qui possèdent environ 1200 têtes de bétail.

Falsifications du lait. — Il va sans dire qu'avec un commerce d'une si grande importance, le nombre des falsificateurs est devenu d'autant plus considérable que le lait le plus souvent passe par différentes mains avant d'arriver au consommateur.

C'est l'addition d'eau qui se pratique le plus communément, puis vient l'écrémage qui enlève au lait la plus grande partie de son beurre. Ces deux opérations se compliquent souvent d'une correction qui a des allures scientifiques et qu'il est souvent difficile de déceler. Les fraudeurs cherchent à ramener le lait à sa densité et à sa consistance normale en l'additionnant de sucre, de fécule, d'amidon, de farine, de dextrine. D'autres ont des préparations plus compliquées : ils ajoutent au lait des matières gommeuses, de la gélatine, du suc de carottes, des débris de cervelles de veau, etc.

Il est inutile de dire que les pouvoirs publics font une chasse active à ces fraudeurs qui, dans l'espèce, sont de véritables empoisonneurs qui tuent nos enfants tout en nous volant notre argent. Mais, pour ma part, j'estime que l'on pourrait prendre des mesures autrement efficaces et notamment élever les peines et interdire aux fraudeurs la continuation de leur commerce.

Lait de la même vache. — Souvent, en présence d'un enfant malade, j'entends les parents me dire qu'ils emploient toujours le *lait de la même vache*. Ce serait parfait si dans la réalité on tombait toujours sur une vache saine. Or les vaches, je l'ai dit plus haut, sont prédisposées à la tuberculose, surtout lorsqu'elles séjournent longtemps dans les étables malsaines des villes. Si donc vous tombez sur une vache tuberculeuse, votre lait de la même vache sera toujours tuberculeux. Il vaut donc mieux en somme employer du lait provenant du mélange de la traite de votre fournisseur. Le lait de la même vache si dangereux parfois est d'ailleurs un mythe, votre fournisseur se chargera le plus souvent de vous donner sous cette désignation le même lait qu'il distribue à tous ses clients, et j'estime que dans votre intérêt il fera très bien de vous tromper.

Moyens de reconnaître un bon lait. — L'essentiel est d'avoir pour votre enfant du bon lait. Malheureusement, il est bien difficile de reconnaître la valeur réelle d'une marchandise telle que le lait. Les plus chers ne sont pas les meilleurs, tant s'en faut, et les meilleurs, au moins dans les villes, laissent encore beaucoup à désirer.

La grosse question pour le consommateur est de ne pas se laisser voler sur la teneur alimentaire du lait qu'il emploie, et pour cela j'estime que les parents, lorsqu'il s'agit de l'allaitement d'un enfant, devraient de temps à autre examiner la densité du lait qui leur est remis. L'opération est facile : il suffit de posséder un petit instrument, *un pèse lait* que l'on plonge dans le lait qui vous est vendu. Le plus employé de ces instruments est le *lacto-densimètre de Quevenne et Bouchardat*. Il porte deux graduations, l'une sur papier bleu, l'autre sur papier jaune. Cette dernière se rapporte au lait non écrémé, le seul qui convienne à un enfant, celui d'ailleurs que votre fournisseur s'est engagé à vous fournir.

Quand l'instrument plonge dans le lait normal de vache, il doit vous donner à l'affleurement, sur l'échelle teinte en jaune, le chiffre de 1030 à 1034 à 15 degrés de température. Des tables de correction accompagnant l'instrument vous permettront de rectifier les chiffres suivant la température plus ou moins élevée du lait.

L'emploi du lacto-densimètre ne donne pas des résultats absolument certains, mais il est un indicateur sérieux des grosses fraudes. Pour ma part, je l'ai employé et cela m'a permis de remercier (soyons polis) des fournisseurs de produits par trop mouillés.

Je conseille à tous les pères de famille d'en faire autant, la fraude deviendra moins fréquente. Il ne faut pas, en effet, absolument compter sur les efforts des pouvoirs publics pour la réprimer. Ceux-ci font ce qu'ils peuvent ; ils prélèvent des échantillons au petit bonheur ; souvent les agents sont *roulés*, etc., etc. Mais si votre laitier sait que vous l'attendez à domicile pour vérifier sa marchandise, il se gardera bien de se faire pincer ou simplement soupçonner. Son intérêt bien entendu, sera non de vous tromper, mais de vous donner une bonne marchandise non frelatée.

Je termine ici cet exposé un peu rapide des qualités et des défauts du lait de vache, étudié à un point de vue purement pratique. Il me reste à montrer de quelle façon il convient d'employer le lait.

Comment on doit employer le lait. — Et, tout d'abord, une grosse question se pose ici. Doit-on donner le lait cru ou bouilli, doit-on lui faire subir d'autres préparations encore ? Pour la résoudre, il convient d'étudier les propriétés du lait cru et ensuite les modifications que lui font subir l'ébullition et la stérilisation.

Lait cru.

Le lait cru ou simplement tiède est excellent, j'en conviens ; pour ma part, à cause de son goût, de son odeur, je le préférerais de beaucoup au lait bouilli par exemple. Malheureusement, le lait, par sa composition chimique même, est un excellent milieu de culture pour les microbes de tout genre. Aussi y pullulent-ils avec une extrême rapidité dans certaines conditions de milieu et de température. Il peut donc être ou devenir une cause de contamination pour le consommateur et surtout pour l'enfant.

Ce danger est si grand que les médecins aujourd'hui sont unanimes pour condamner l'emploi du lait cru et qu'ils prescrivent tout au moins le lait bouilli dans l'alimentation infantile.

Voyons un peu ce que peut renfermer le lait du commerce, même celui qui est pur de toute falsification.

Microbes du lait cru. — On peut y rencontrer d'abord les germes de la plupart des maladies infectieuses. Ces germes proviennent, les uns de l'animal lui-même qui a fourni le lait, tels que ceux de la diphtérie ou de la tuberculose. D'autres proviennent des gens employés à la laiterie, soit qu'ils soient eux-mêmes malades, soit qu'ils se trouvent en contact avec des malades. Enfin, le lait peut être contaminé par l'eau employée pour le lavage des cruches, bouteilles, etc., qui servent à le conserver.

On peut trouver ainsi dans le lait les germes, les microbes qui déterminent la diphtérie, la scarlatine, le choléra, la fièvre typhoïde, la diarrhée des enfants. On y trouve aussi les germes de la fièvre aphteuse et le bacille de la tuberculose.

La tuberculinisation des vaches. — Cette dernière affection, je l'ai déjà signalé plus haut, est malheureusement très commune chez les vaches, surtout chez celles qui sont confinées dans les étables. Aussi a-t-elle donné naissance à des mesures de préservation et notamment à l'inoculation préventive par la *tuberculine*.

La tuberculine est une sorte de réactif qui décèle chez les vaches la présence de la tuberculose, difficile à constater par les moyens ordinaires d'investigation. Après l'inoculation, si la bête est tuberculeuse, une sorte de fièvre se déclare; si la bête est indemne, il ne se produit rien d'anormal. Bien peu de laitiers soumettent leurs vaches à l'inoculation, pour la bonne raison qu'ils sont obligés d'abattre les animaux qui ont réagi. Or, il y a une grande différence de prix entre une vache laitière et une vache de boucherie, et l'administration ne s'engage nullement à payer la différence. De plus, l'inoculation n'est valable que pour une année. Enfin, le renouvellement des animaux dans une étable est très fréquent; à côté des vaches inoculées s'en trouvent inévitablement d'autres qui ne le sont pas. Dans ce cas, le public n'a aucune garantie. La tuberculinisation des vaches ne me paraît pas pratique et je lui préfère de beaucoup la stérilisation du lait, qui tue le bacille tuberculeux et les autres par dessus le marché.

Autres germes contenus dans le lait cru. — Le lait cru, en effet, peu de temps après la traite, peut renfermer une foule de micro-organismes qui ne tardent pas à déterminer de profondes modifications de ce liquide. Ces germes sont de diverses espèces et pullulent d'une façon étonnante. Le plus fréquent de tous est le ferment lactique qui fait tourner le lait et le rend impropre à la consommation. Tous ces microbes sont détruits par la chaleur, les uns à la température de 75 à 80 degrés; d'autres sont plus réfractaires et ne sont détruits qu'à une température de plus de 100 degrés.

Il découle de cet exposé que le lait peut être le véhicule des fléaux les plus redoutables, mais qu'il est relativement facile de s'en préserver en soumettant le lait à une certaine température.

Aussi prescrit-on depuis un certain nombre d'années de n'employer que du lait bouilli pour l'allaitement artificiel. Nous allons voir si ce procédé est suffisant et s'il peut nous mettre à l'abri des fâcheuses conséquences indiquées plus haut.

Lait bouilli.

La chaleur détruit un grand nombre de germes dangeureux. De plus elle a l'avantage de retarder d'une manière notable la coagulation du lait. D'où le précepte, suivi généralement aujourd'hui, de faire bouillir le lait destiné à l'enfant.

Dès que le lait entre en ébullition, il se forme à sa surface une sorte de pellicule, une peau qui est désignée sous le nom impropre de crème dans certains pays et qui n'est en réalité autre chose que de l'albumine coagulée par la chaleur.

C'est la *frangipane*, qui est impropre à l'alimentation des enfants et dont il faut se débarrasser. Pour obtenir de meilleurs résultats au point de vue de la destruction des germes, tout en empêchant le lait de déverser, il convient de faire bouillir le lait à plusieurs reprises, ce qui peut se faire en rompant la pellicule au moment de sa formation ou bien en agitant le liquide pendant toute la durée de l'ébullition. On a construit de petits appareils dont la forme rappelle la colonne centrale d'une lessiveuse, qui permettent de prolonger l'ébullition sans risquer de faire verser le lait.

Malgré ces précautions, le lait, simplement bouilli, peut encore garder intacts un grand nombre de germes, et dans ces dernières années, il a été reconnu que son emploi, bien que marquant un progrès sur celui du lait cru, ne mettait pas à l'abri des contagions possibles. Le

ferment lactique, notamment, résiste à l'ébullition et l'on
sait quel rôle important il joue dans la production de la
diarrhée infantile. Aussi a-t-on préconisé depuis quelques années l'emploi du lait stérilisé dont je vais faire
l'étude détaillée.

Lait stérilisé.

Qu'est-ce que la stérilisation? — La stérilisation est
une opération qui a pour but de débarrasser le lait de
tous les germes dangereux qui le rendent impropre à
la consommation.

La stérilisation bien faite remplit donc deux buts bien
déterminés : 1° elle rend le lait inoffensif pour l'enfant ;
2° elle permet de conserver le lait d'une façon presque
indéfinie, ce qui est précieux, pendant la saison d'été, en
voyage, et dans les localités où on ne peut se procurer
facilement du lait frais de bonne qualité.

Procédés de stérilisation. — Le seul procédé connu
pour stériliser le lait est la chaleur qui doit être portée à
110 degrés pour assurer la stérilisation parfaite. Cette
température n'est pas atteinte avec les appareils domestiques imaginés dans ces dernières années. Ils ne peuvent donner que 100 degrés.

Pour obtenir la température de 110 degrés, il est donc
nécessaire d'avoir des appareils spéciaux que l'industrie
seule est en mesure d'employer.

De là deux sortes de stérilisation : 1° la stérilisation
relative ou *incomplète* obtenue avec des appareils de
ménage ; 2° la *stérilisation complète* ou *industrielle* qui
nécessite l'emploi de l'autoclave.

Cette dernière seule donne des résultats certains.

Stérilisation relative ou incomplète. — Les *appareils de ménage* employés jusqu'à présent, tous fondés sur le chauffage au bain-marie, permettent d'obtenir une température voisine de 100 degrés qui est suffisante pour détruire la plupart des micro-organismes pathogènes, les autres germes restant intacts.

Ainsi, on peut très bien détruire le bacille de la tuberculose qui disparaît à 58°, celui de la diphtérie qui ne résiste pas à 70°, et d'autres encore. C'est là un avantage des appareils dits de ménage dont je parlerai plus loin et dont je recommande l'usage, faute de mieux.

Mais il est démontré aujourd'hui qu'il est absolument nécessaire d'élever la température vers 110 degrés si l'on veut se débarrasser des micro-organismes qui président à la fermentation du lait, micro-organismes qui pullulent toujours dans le lait du commerce et qui sont la cause première des accidents intestinaux, de la diarrhée, du choléra infantile chez les nourrissons.

Il faut donc pour obtenir une stérilisation complète recourir à l'autoclave, c'est-à-dire à un appareil qui permet d'obtenir la température voulue de 110 degrés. D'où la nécessité, quand on le peut, de recourir au *lait stérilisé industriellement.*

Les appareils dits de ménage, ai-je dit, ne peuvent donner qu'une stérilisation relative, suffisante jusqu'à un certain point, mais toujours incomplète.

Difficultés de la stérilisation à domicile. — Il y a plus, c'est que, malgré la perfection de l'outillage, vous n'obtiendrez que des résultats médiocres, mauvais même avec les appareils de ménage, et cela pour les raisons que je vais exposer :

1º Le lait qui vous est vendu, même celui qui est vierge de toute fraude condamnable, ne vous arrive pas toujours en bon état de conservation. Souvent il est trait depuis plusieurs heures ; il a toujours subi des transvasements, des manipulations et l'action de la température extérieure, qui l'ont altéré et ont déterminé des modifications chimiques que la stérilisation même complète ne pourrait corriger. La stérilisation relative des appareils de ménage sera plus impuissante encore. J'ai vu, dans ces conditions, du lait se coaguler instantanément au sortir du bain-marie. Il semble même qu'à un moment précis de la transformation chimique du lait, la chaleur active encore la coagulation.

2º Les appareils de ménage sont onéreux. Ils exigent des soins spéciaux et une certaine quantité de combustible ; ils sont encore très dispendieux par suite de la casse fréquente des flacons et de la perte du lait.

Ce sont là des raisons déjà suffisantes pour en rejeter l'emploi. Mais quand on considère que l'on n'obtient avec ces appareils qu'une stérilisation relative, c'est-à-dire imparfaite, il me semble que leur emploi n'est justifié que dans les cas de force majeure, c'est-à-dire quand on ne peut faire autrement.

Ces cas se rencontrent le plus souvent à la campagne, loin des grands centres d'approvisionnement. Dans un pays perdu, où les communications sont difficiles et rares, il peut y avoir nécessité d'employer des appareils de ménage. J'ajouterai même qu'à la campagne, dans un pays de pâturages surtout, le lait pouvant être pris directement chez le producteur, au sortir du pis de la vache, il est relativement facile de pratiquer la stérilisation à domicile avec une chance énorme de succès. Cette stérilisation, quoique relative, constitue néanmoins une méthode supérieure à celle de l'ébullition ; aussi ne saurais-je trop en recommander l'usage dans ces cas spéciaux.

Description et usage des appareils de ménage. — Ces appareils sont tous essentiellement constitués par un bain-marie dans lequel on place les flacons de lait à stériliser. Ils permettent donc d'obtenir une température d'à peu près 100 degrés.

L'appareil se compose ;

1° D'une marmite en fer-blanc, en tôle, etc.

2° De flacons en verre recuit de grandeur variable suivant l'âge du nourrisson.

3° D'un système de bouchage qui varie suivant l'inventeur ou le constructeur.

Ce système de bouchage doit remplir la double condition : 1° de laisser un libre échappement aux gaz et vapeurs renfermés dans le flacon ; 2° d'assurer une obturation complète de ce flacon lorsque l'opération est terminée. C'est donc une véritable soupape de sûreté.

Les plus connus de ces appareils sont dus à MM. Soxhlet, Vinay, Gentile, etc. Celui auquel je crois pouvoir donner la préférence a été imaginé par le professeur Budin, de Paris. Le bouchon consiste en un petit capuchon de caoutchouc qui coiffe le flacon. Ce capuchon est percé sur les côtés de deux orifices ou évents qui permettent la sortie des gaz. Après l'opération, le capuchon s'applique et se déprime dans le goulot du flacon et en assure la fermeture.

Stérilisation incomplète, manière de procéder. — Les flacons du stérilisateur préalablement bien nettoyés, chose essentielle, sont remplis de lait jusqu'à une cer-

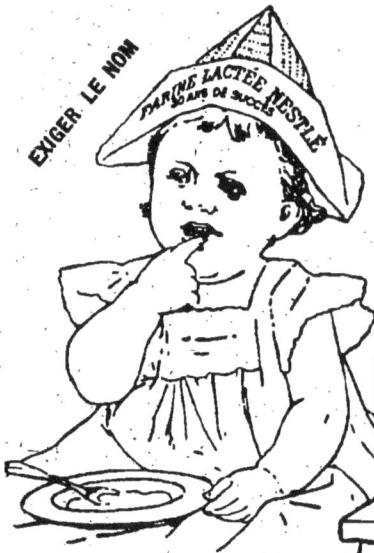

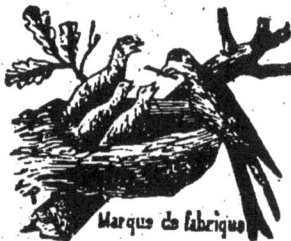

taine hauteur généralement indiquée par un trait. Ils sont recouverts par l'opercule en caoutchouc et placés dans le bain-marie. L'eau du bain-marie doit arriver au même niveau que le lait contenu dans les flacons. La marmite est alors placée sur le feu. Il est prescrit généralement de laisser se prolonger l'ébullition. Il faut donc noter exactement le moment où celle-ci se produit et continuer le chauffage pendant 3 quarts d'heure environ après les premiers bouillonnements de l'eau. A ce moment, les flacons sont retirés et placés dans un endroit frais en attendant le moment de les employer.

J'ai dit plus haut quelle était la valeur réelle de ce procédé. Aussi ai-je à peine besoin d'indiquer ici qu'avec les appareils de ce genre, l'opération doit être renouvelée *tous les jours*. Ce procédé en effet ne permet pas de conserver le lait pendant longtemps sans qu'il perde quelques-unes des qualités qu'il doit avoir nécessairement pour l'allaitement des jeunes enfants.

Stérilisation complète ou stérilisation industrielle. — Les procédés industriels sont de beaucoup supérieurs aux procédés domestiques dont je viens de parler. Non seulement ils permettent de débarrasser le lait des germes infectieux, mais ils assurent sa conservation parfaite pendant un temps indéfini. Il a été démontré que le lait, quelle que soit sa provenance, et même lorsqu'il renferme un grand nombre de bacilles, pouvait se conserver après avoir été soumis à une température de 110 degrés.

C'est à Pasteur qu'est due cette découverte.

L'industrie et le commerce se sont naturellement approprié les méthodes de Pasteur, mais avec des modifications dans les procédés, nécessitées par les condi-

6

tions pratiques dans lesquelles il fallait opérer. Mais quels que soient les procédés industriels, l'appareil principal n'a pas été modifié au moins dans son principe.

Autoclave. — Tous les industriels ont recours à l'*autoclave*, c'est-à-dire à une sorte de récipient hermétiquement clos dans lequel on peut obtenir une température qui peut être élevée à volonté suivant le degré de pression de la vapeur. Une fois fermé, l'autoclave ressemble à une chaudière à vapeur quelconque. Il se complète d'ailleurs, comme une chaudière, par divers appareils : manomètre, thermomètre, soupape de sûreté, qui permettent de surveiller l'opération et d'assurer la sécurité du personnel.

L'autoclave, suivant les systèmes, est chauffé directement ou reçoit d'une chaudière la vapeur nécessaire. L'opération consiste à placer les flacons de lait dans l'autoclave et à surveiller la chauffe jusqu'au moment où le degré nécessaire est obtenu.

Les procédés industriels, dont je ne puis donner ici qu'un simple aperçu, ne sont pas d'une simplicité telle que pourrait le faire croire ce court exposé.

Aussi les inventeurs se sont-ils donné libre carrière, et l'on peut dire que chaque industriel a son appareil qui lui est personnel. La fabrication elle-même est entourée de grandes difficultés et nécessite l'emploi d'ouvriers préalablement bien instruits de la marche de l'appareil qu'ils doivent surveiller.

Enfin, c'est surtout dans la fabrication industrielle que la question du bouchage des flacons a pris une importance dont on ne peut se faire une idée exacte qu'après avoir étudié les divers types.

On trouve, dans le commerce, des flacons bouchés

comme les canettes de bière, ce sont les plus employés ; d'autres sont fermés avec des obturateurs de caoutchouc de formes diverses ; d'autres, enfin, sont simplement munis d'un bouchon de liège. Les modes de bouchage varient suivant l'appareil employé ; quels qu'ils soient, ils doivent remplir la condition essentielle de *fermer hermétiquement le flacon*.

Conditions requises pour la stérilisation parfaite. — Il ne suffit pas d'avoir un autoclave et des flacons parfaitement bouchés pour réaliser la stérilisation parfaite. Une des conditions essentielles pour réaliser cette stérilisation est d'avoir à sa disposition du lait *récemment trait*. C'est là ce qui fait la supériorité incontestable des laits stérilisés industriellement. L'opération doit se faire *immédiatement après la traite et la filtration ;* dans le cas contraire, malgré les autres précautions prises, le produit peut laisser à désirer et souvent même le lait peut se coaguler spontanément. C'est qu'en effet, la chaleur, si elle détruit certainement les germes nocifs, ne peut modifier les toxines déjà formées lorsqu'il s'est écoulé un certain temps entre le moment de la traite et celui de la stérilisation. Un lait vraiment stérilisé est celui qui du pis de l'animal va directement à l'autoclave. Cette condition, absolument nécessaire, ne peut se réaliser que dans l'industrie.

L'autoclave, pour bien faire, doit se trouver dans la laiterie même, à deux pas de l'étable, et l'opération doit se faire avec toute la célérité possible. Ces conditions étant réalisées, on doit obtenir un produit irréprochable.

Valeur nutritive du lait stérilisé. — Non seulement, le

lait stérilisé industriellement met le nourrisson à l'abri des contagions possibles, mais il a encore au point de vue de l'allaitement artificiel un autre avantage considérable. La stérilisation fait subir à la caséine du lait de vache une modification qui la rend plus assimilable pour les enfants en bas âge. Le lait stérilisé est, en un mot, plus digestible que le lait cru ou le lait simplement bouilli.

Les expériences en effet ont démontré que le lait stérilisé coagulait en flocons ténus au lieu de se prendre en grosse masse comme le lait cru. Il se rapprocherait donc, à ce point de vue, du lait de femme, qui lui aussi, a un coagulum très fin.

Supériorité du lait récemment stérilisé. — Les laits stérilisés du commerce ont néanmoins un gros défaut qu'il convient de signaler. Ils arrivent au consommateur, d'une façon générale, très longtemps après leur préparation. Ils contractent, avec le temps, un goût désagréable ou amer. Ils peuvent prendre aussi un léger goût de beurre rance, qui les fait rejeter par le nourrisson.

Ces inconvénients sont faciles à éviter lorsqu'on le peut, en exigeant du fournisseur du *lait récemment stérilisé* (1).

En résumé, le lait stérilisé offre toutes les garanties possibles contre la contagion et l'infection du tube digestif des nourrissons. Il est aussi nutritif que le lait frais, plus assimilable que le lait bouilli ; enfin, *récemment sté-*

(1) Ces conditions sont réalisées à Montpellier même, par un industriel très consciencieux : Mme veuve Siégers, 31, route du Pont-Juvénal. Cette installation pour la fabrication industrielle du lait stérilisé remplit toutes les conditions voulues et mérite réellement le titre de *Laiterie des Bébés* que lui a donné sa propriétaire.

rilisé, il conserve un bon goût parfait qui le fait adopter très facilement par tous les enfants.

Aspect des flacons de lait stérilisé. — Les flacons de lait stérilisé doivent être hermétiquement clos, quel que soit le mode de bouchage. Ils se distinguent des flacons de lait cru du commerce courant par une ligne blanchâtre adhérente au verre et placée immédiatement au-dessus du niveau du liquide ; le verre en ce point paraît dépoli.

Le lait au repos se présente en deux couches, la supérieure constituée par le beurre. Avant d'employer le lait stérilisé, il faut l'agiter un certain temps pour mélanger les deux couches.

Si, inclinant le flacon, vous donnez un coup sec sur le fond par exemple, vous entendrez le bruit très marqué du choc en retour que fait le liquide en revenant à son équilibre.

Ce phénomène est dû au vide produit dans le flacon pendant le chauffage.

Administration du lait stérilisé. — L'allaitement artificiel est soumis à une technique plus compliquée et plus difficile que l'allaitement au sein. Aussi est-il nécessaire de confier le nourrisson à des personnes intelligentes et dignes de toute confiance. Le mauvais emploi du lait, la mauvaise réglementation des repas de l'enfant peuvent faire perdre le bénéfice que l'on est en droit de retirer de l'emploi du lait stérilisé.

Les conditions dans lesquelles on doit administrer le lait sont relatives à la température qu'il faut donner à ce liquide, aux appareils à l'aide desquels on le fait prendre au nourrisson, à la quantité nécessaire pour chaque repas, enfin à la réglementation des repas. Les conditions varient aussi suivant l'âge de l'enfant. Il est incontestable que les précautions doivent être plus minutieuses quand il s'agit d'un tout jeune enfant. C'est en vue de ce dernier surtout que je vais indiquer rapidement quelques règles absolument nécessaires.

A quelle température doit-on donner le lait? — Le lait stérilisé doit être amené à une température de 37° environ. Pour cela, le flacon contenant la ration de l'enfant est placé dans un bain-marie dont la température est élevée progressivement. Dans la pratique, l'eau du bain-marie ne doit jamais bouillir ; au contraire, elle devra rester tiède, même à la fin de l'opération et on pourra toujours, sans se brûler, y plonger le doigt ou la main. Pour mieux faire, il faudrait se servir du thermomètre, mais c'est là une complication le plus souvent inutile. Avec un peu d'expérience on arrive aisément au degré voulu. Le flacon est alors retiré du bain-marie et débouché. Le lait est donné à l'enfant de diverses manières, suivant son âge ou ses habitudes.

Pour les enfants déjà âgés et surtout en été, on peut se dispenser de réchauffer le lait stérilisé. On peut le donner tel quel, après avoir eu soin de l'agiter un peu dans le flacon pour obtenir un mélange parfait de ses divers éléments.

La timbale, le verre, la cuiller. — La timbale, le verre, la cuiller, ustensiles usuels, sont employés pour administrer le lait aux enfants. Ce sont des instruments parfaits pour les enfants d'un certain âge, mais ils laissent beaucoup à désirer pour les très jeunes nourrissons.

Quand on pratique l'allaitement mixte, ils ont en outre

l'inconvénient grave de déshabituer l'enfant du sein. Dans tous les cas d'ailleurs, leur emploi peut être défectueux parce que le lait passe trop rapidement par la bouche de l'enfant et que la salive ne peut exercer son action spéciale sur ce liquide. Aussi de tout temps s'est-on servi, pour les très jeunes enfants, d'un instrument, le *biberon*, qui rappelle plus ou moins le sein maternel.

Les biberons. — Ils sont légion, ce qui démontre que nombreux sont les inventeurs qui se sont intéressés à cette question. Je n'ai pas l'intention de passer en revue ici tous ceux qui ont été imaginés ; je me bornerai à dire que le *meilleur de tous sera toujours le plus simple.* En partant de ce principe, la première fiole venue, à condition qu'elle soit propre, coiffée d'une téterelle en caoutchouc de bonne qualité, réalisera le meilleur des biberons. La qualité première d'un biberon est, en effet, d'être d'un nettoyage facile ; il faut donc qu'il soit très simplement construit.

Depuis quelque temps, on fait à juste raison la guerre aux *biberons à tube*, qui sont des nids à microbes. On pourrait faire le même reproche aux *biberons à soupape* inventés dans ces dernières années. Les soupapes ont un avantage il est vrai : elles permettent à l'enfant de téter sans reprises et sans fatigue, l'air pouvant pénétrer facilement dans le flacon pour remplacer le liquide absorbé. Mais elles sont d'un nettoyage aussi difficile que les tubes.

D'ailleurs il est facile de réaliser un type parfait de biberon aérophile sans l'adjonction d'aucune soupape. Il suffit pour cela d'interposer entre la téterelle et le goulot du biberon un corps quelconque pour permettre l'accès de l'air dans l'appareil. J'ai employé avec succès à cet effet une vulgaire épingle à cheveux, propre nécessairement, que je recourbe à angle aigu du côté de la boucle et que je place à cheval sur le bord du goulot ; il ne reste qu'à glisser la téterelle sur cet appareil pour réaliser un biberon parfait. Il suffit de tenir le biberon ainsi conditionné de façon à ce que l'épingle regarde en haut, et l'air pénètre très bien dans la bouteille en suivant l'intervalle des deux branches de l'épingle.

Certains petits flacons de lait stérilisé peuvent servir de biberon. Après les avoir réchauffés au bain-marie, on les débouche et on les munit de la téterelle. On évite ainsi le transvasement du lait. Quand le nourrisson a terminé son repas, la téterelle doit être lavée immédiatement à l'eau tiède, rincée à l'eau fraîche et gardée dans de l'eau boriquée. Il est bon d'avoir plusieurs téterelles de rechange. Quant au flacon, il faut le vider ; le lait qu'il peut encore contenir ne doit pas resservir à l'enfant. Les flacons doivent être également soigneusement lavés et brossés dans une solution alcaline (cristaux du commerce) et rincés ensuite à l'eau fraîche, puis égouttés. J'insiste sur toutes ces précautions qui paraissent par trop minutieuses, mais qui en réalité ont une énorme importance.

Réglementation des repas dans l'allaitement artificiel. Rations. — Pour réglementer les repas, il faut s'inspirer autant que possible des préceptes indiqués pour l'allaitement au sein. Je les résume ici :

Dans les cinq premiers mois, l'enfant doit faire de 8 à 10 repas dans les 24 heures. Chaque repas se composera de 30 gr. de lait au début, de 60 gr. de lait plus tard. L'augmentation de la dose se fera graduellement, bien entendu. Vers le 6e mois, les repas seront moins fré-

quents (8 par jour), mais plus copieux (100 gr.). Il est
donc utile d'avoir des flacons de diverses contenances,
pour éviter de laisser de grandes quantités de lait
stérilisé en contact prolongé avec l'air après le débou-
chage (1).

Évidemment on ne peut donner des chiffres absolus.
Le nombre des repas, leurs doses varient nécessairement suivant les sujets. En général, il faut surtout se
pénétrer de cette règle toujours vraie, c'est que les
repas doivent être espacés de 2 en 2 heures le jour, de 3
à 4 heures la nuit, afin de prévenir les indigestions et
autres troubles de l'appareil digestif.

Durée de l'allaitement artificiel. — Pour fixer le temps
pendant lequel l'enfant doit être exclusivement alimenté
à l'aide du lait, il faut tenir compte de plusieurs facteurs
également importants.

En règle générale, l'enfant doit être exclusivement
nourri au sein ou au lait stérilisé de vache *pendant les
quinze premiers mois*. A partir de cette époque, l'allaitement artificiel devra encore être continué seul jusqu'à
18 mois autant que possible. Je ne tolère l'usage d'autres
aliments, dont je donnerai la nomenclature plus loin,
qu'autant que l'enfant est robuste et la saison favorable.
Et encore, ces aliments ne devront-ils être donnés que
par surcroît, *le lait devant rester la base de l'alimentation
de l'enfant jusqu'à la fin de la deuxième année*, époque à
laquelle la dentition est complète ou à peu près.

A partir de 18 mois, *tout en continuant à prendre du
lait*, l'enfant est apte à se nourrir d'autres aliments dits
aliments de sevrage,

(1) La laiterie Siégers, 31, route du Pont-Juvénal, à Montpellier,
fournit des flacons stérilisés de 500, 250 et 150 grammes. Ces
derniers sont très pratiques, ils peuvent servir de biberons.

V

ALIMENTS DE SEVRAGE

Ces aliments doivent être donnés en même temps que le lait stérilisé, dont la dose sera diminuée proportionnellement, Je l'ai dit plus haut, on ne doit employer ces aliments qu'après les 15ᵉ et même 18ᵉ mois révolus, et ce n'est que graduellement, en tenant compte des facultés digestives du nourrisson, qu'ils seront administrés. A partir du 18ᵉ mois seulement, on pourra, si les circonstances sont favorables, remplacer par ces aliments le lait donné jusqu'alors.

Faire une étude complète des aliments de sevrage serait sortir du cadre que je me suis imposé. Je ne ferai qu'énumérer ici les principaux.

Les préparations proposées pour l'alimentation des jeunes enfants peuvent être classées en deux catégories,

1° **Aliments à base de lait.** — Je ne parlerai pas ici des *laits condensés* ou *concentrés* qui généralement sont mal supportés. Ce sont des préparations dans lesquelles le lait de vache est généralement additionné d'une forte dose de sucre qui remplace l'eau éliminée au cours de l'opération. Dans l'emploi, ces laits, qui ont la consistance du miel, doivent être plus ou moins étendus d'eau suivant l'âge de l'enfant. On obtient donc finalement un lait dans lequel le sucre entre en très grande proportion au détriment des matières beurre et caséine qui s'y trouvent représentées d'une manière insuffisante. C'est là un des gros inconvénients des laits concentrés : ils sont d'une digestion difficile ; de plus, le sucre, en surcharge, se transforme dans l'estomac en acide lactique et détermine des troubles gastro-intestinaux qui mènent trop souvent à l'athrepsie.

Les *aliments à base de lait préparés avec des œufs* valent mieux, à mon avis. Ainsi on peut, dès l'âge de 18 mois, donner des *laits dits de poule*. Dans le Midi, le lait de poule ne renferme pas de lait ainsi qu'on pourrait le supposer d'après sa désignation. Il est composé généralement d'un jaune d'œuf battu dans un verre d'eau chaude ; on y ajoute un peu de sucre et de l'eau de fleurs d'oranger. Ce faux lait de poule peut être avantageusement remplacé par la préparation suivante : un œuf complet battu, dans lequel on verse un verre ou plus de lait stérilisé tiède ; on ajoute du sucre en quantité convenable. Le lait de poule, ainsi fabriqué, a une valeur bien supérieure à la préparation précédente. C'est le meilleur moyen, en pratique, d'ajouter les œufs à l'alimentation lactée.

2° **Aliments à base de farine, de fécule ou de pain.** — Ces aliments doivent être proscrits avant la fin de la première année. L'enfant avant cette époque n'est pas apte à digérer les substances féculentes. Mais à partir de 18 mois, ces aliments rendent de grands services, surtout s'ils sont employés concurremment avec le lait stérilisé. On trouve dans le commerce un grand nombre de préparations de ce genre.

La *farine lactée de Nestlé*, préparée avec du lait condensé et un pain de nature spéciale, représente le type le plus parfait de ce genre d'aliments. Elle rend des services incontestables après le sevrage et constitue pour les jeunes enfants un aliment de choix facilement accepté et toujours bien toléré.

On emploie enfin diverses fécules, telles que le tapioca, les farines de riz, de froment, d'orge, d'avoine, cuites dans du lait. Une bonne préparation est la panade faite avec du pain ordinaire ou de la biscotte. La panade doit être cuite très longtemps et tamisée avant son emploi.

Le *racahout* est un aliment agréable, mais d'une valeur nutritive qui varie suivant la préparation. C'est un mélange de diverses farines avec du sucre et du cacao. Suivant les proportions, on peut avoir un produit de valeur ou un aliment détestable.

Dans le Midi on fait beaucoup la soupe de pain cuit dans laquelle entrent des gousses d'ail, du laurier et de l'huile d'olive. Elle devrait être réservée aux enfants de plus de deux ans, car elle est d'une digestion difficile. Quant aux bouillons gras et autres aliments semblables à ceux des adultes, j'estime qu'il ne faut en donner qu'après la dentition complète, c'est-à-dire au plus tôt dans le cours de la troisième année.

CONCLUSIONS

Me voici arrivé au terme de ce travail que je résume en une dernière page :

1° La mère doit allaiter son enfant; c'est pour elle une garantie de bonne santé pour l'avenir, en même temps qu'un devoir moral et social ;

2° En cas d'empêchement véritable, avant le 6e mois, elle confiera son enfant à une nourrice (une nourrice sur lieu de préférence).

Après le 6e mois, elle aura recours à l'allaitement mixte, s'il est possible, ou à l'allaitement artificiel par le lait stérilisé (à 110 degrés de préférence, lait stérilisé récemment, lait stérilisé industriel).

L'allaitement naturel par la mère ou par une nourrice devra se continuer au moins jusqu'au 15e mois (sevrage normal).

Le sevrage, hors les cas de force majeure, devra être graduel, c'est-à-dire se faire petit à petit.

L'allaitement artificiel sera prolongé jusqu'au 18e mois, au bout duquel le lait stérilisé sera remplacé peu à peu par les aliments dits de sevrage.

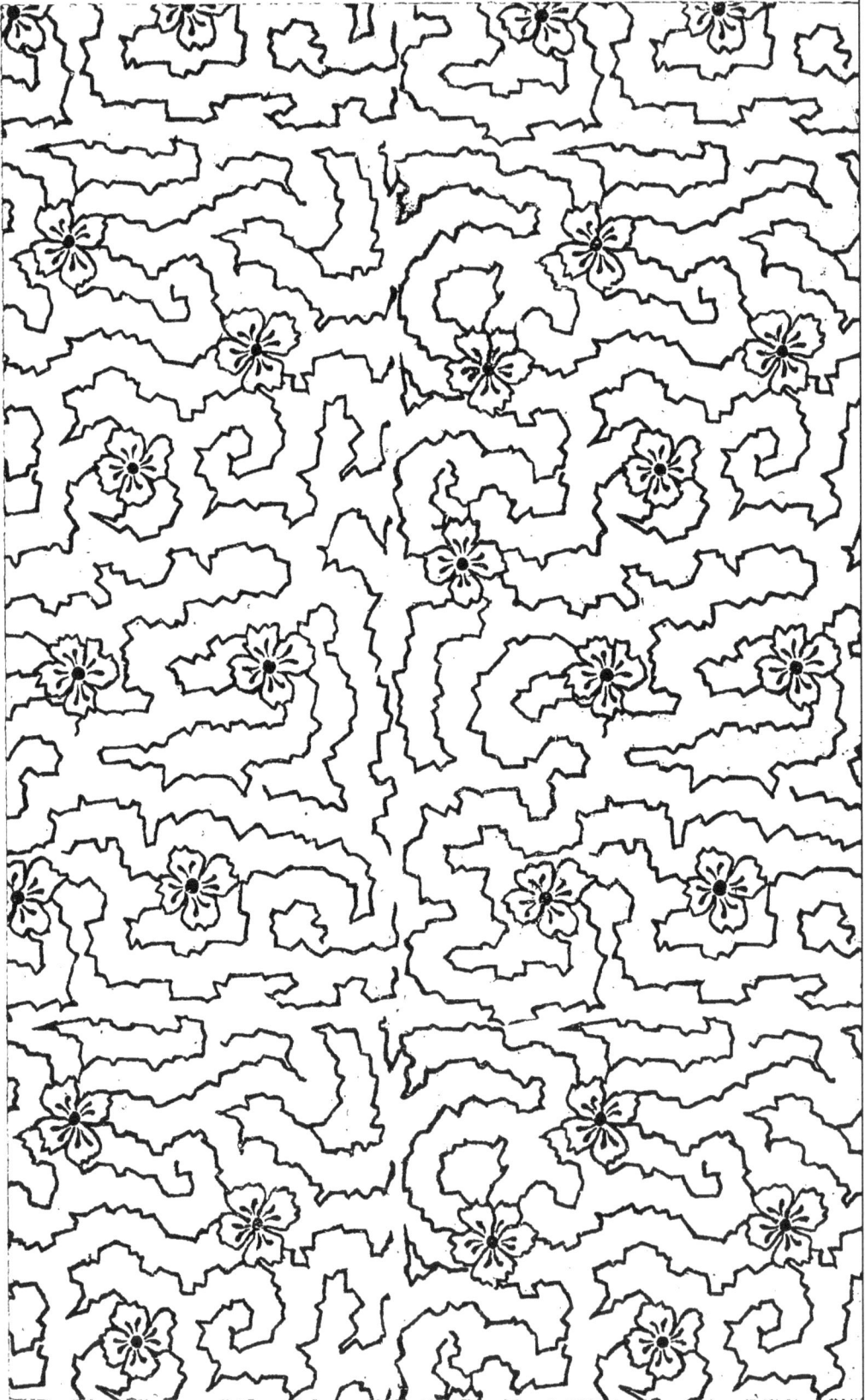

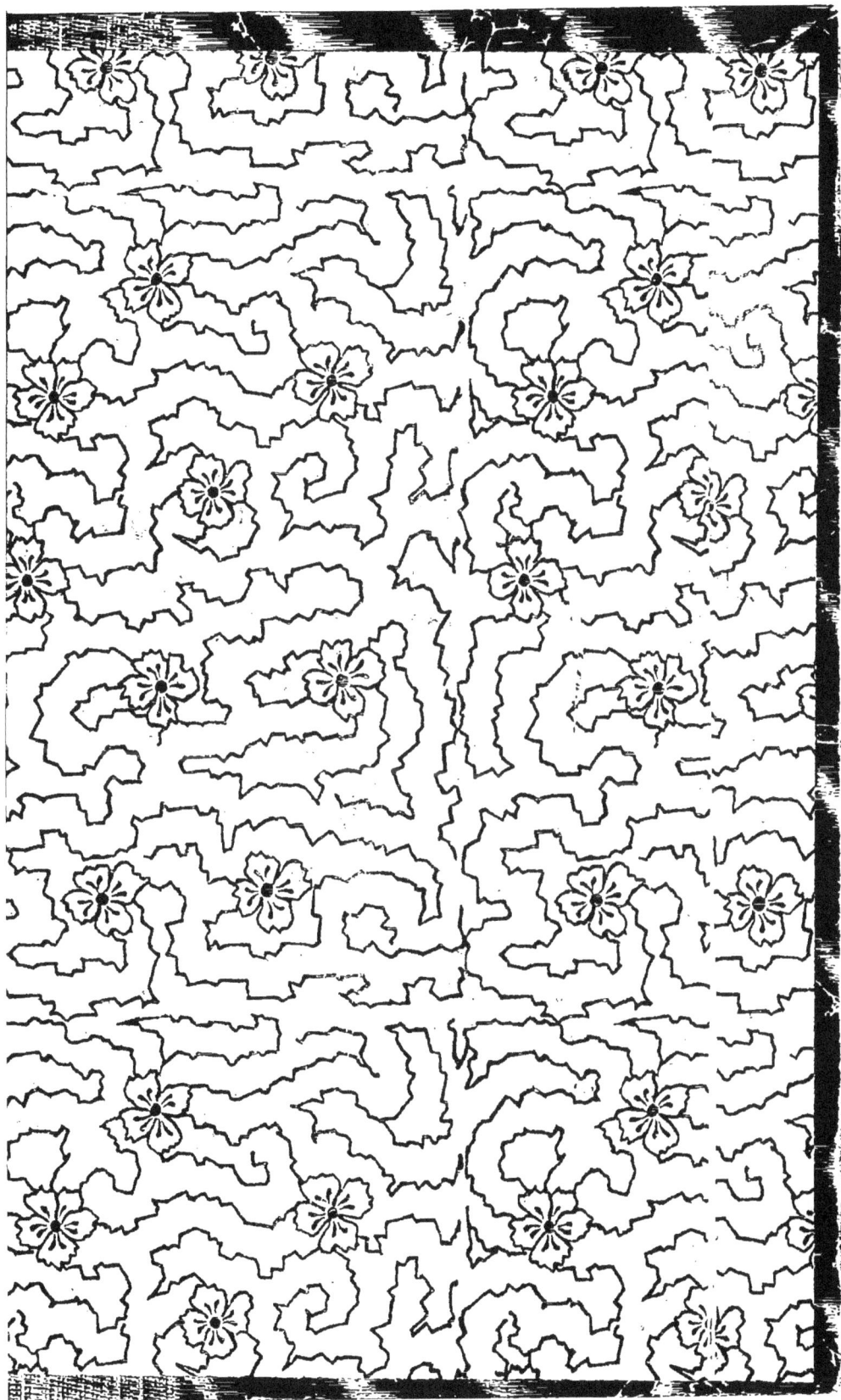

www.ingramcontent.com/pod-product-compliance
Lightning Source LLC
Chambersburg PA
CBHW071449200326
41519CB00019B/5683